U0289103

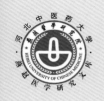

河北中医药大学
燕赵医学研究文库

张锡纯

中西医汇通学派妇科对药

路志正 题

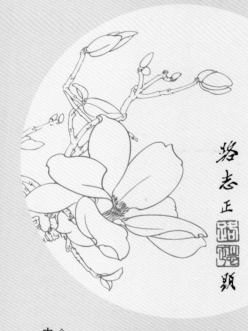

刘建 刘泊宁 编著

全国百佳图书出版单位

中国中医药出版社
·北京·

图书在版编目（CIP）数据

张锡纯中西医汇通学派妇科对药 / 刘建，刘泊宁编
著． -- 北京：中国中医药出版社，2024．12
ISBN 978-7-5132-9007-4

Ⅰ．R271.1

中国国家版本馆 CIP 数据核字第 2024XY6734 号

中国中医药出版社出版

北京经济技术开发区科创十三街 31 号院二区 8 号楼
邮政编码　100176
传真　010－64405721
河北品睿印刷有限公司印刷
各地新华书店经销

开本 880×1230　1/32　印张 5.25　彩插 0.25　字数 122 千字
2024 年 12 月第 1 版　2024 年 12 月第 1 次印刷
书号　ISBN 978-7-5132-9007-4

定价　49.00 元
网址　www.cptcm.com

服务热线　010－64405510
购书热线　010－89535836
维权打假　010－64405753

微信服务号　zgzyycbs
微商城网址　https：// kdt. im/LIdUGr
官方微博　http：// e. weibo. com/cptcm
天猫旗舰店网址　https：// zgzyycbs. tmall. com

如有印装质量问题请与本社出版部调换（010－64405510）

刘建仁、

弘扬张公代施
为振兴中医药的虫作
更大贡林！

朱诗

二〇〇十、一、

国医大师朱良春为刘建题词：
"弘扬张公经验，为振兴中医事业作更大贡献！"

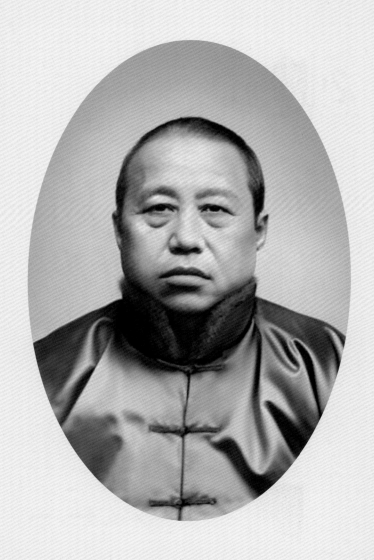

张锡纯

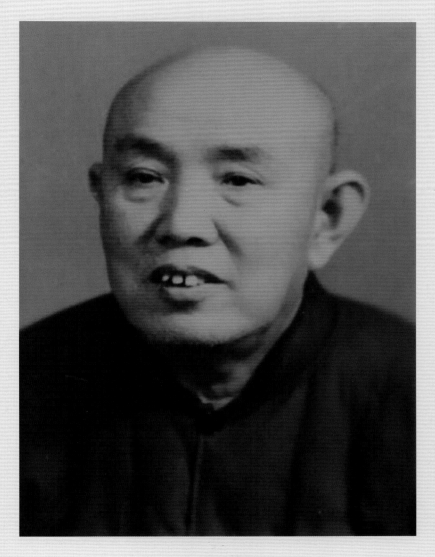

柳学洙

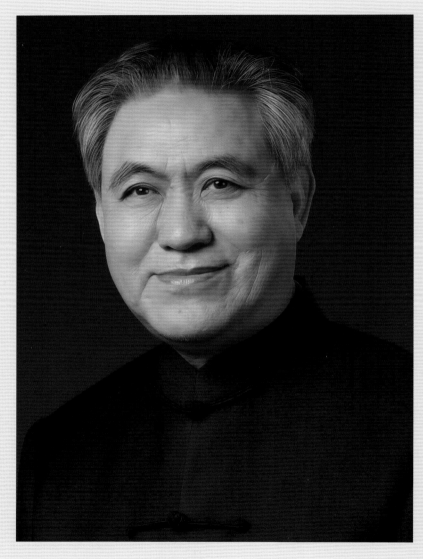

陈宝贵

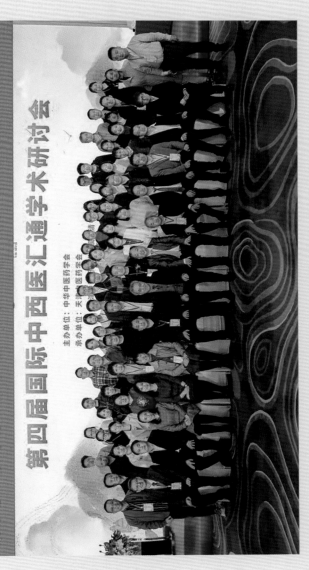

桃李不言 下自成蹊 中医大业 薪火相传

第四届国际中西医汇通学术研讨会

主办单位：中华中医药学会
承办单位：天津市中医药学会

陈宝贵和部分学生及弟子合影

序

　　刘建是我招收的硕博连读学生，也是我的研究生中年龄最大的，更是天津中医药大学历届博士毕业生中年龄最大的一位。尽管天命已过，但初心不改，筚路蓝缕，青灯黄卷，谨遵师命，和门生们一起努力把张锡纯中西医汇通学派的学术思想、学术特色、学术经验挖掘好、整理好、继承好并发扬光大。这一切，我看在眼里，喜在心间，为张锡纯中西医汇通学派学术薪火相传、代有弘扬而高兴不已。

　　中西医汇通学派是中国中医药发展史上极具影响力的学术流派之一，我的老师柳学洙先生作为张锡纯的关门弟子，尽得其传；柳师记忆超群，过目不忘，经典条文，熟稔于胸，我跟师柳先生十年，吃住于一室，形影不离，受教终生。临床中，亦喜用寿甫方（张锡纯，字寿甫）治疗顽症沉疴，取效收功。多年来，我和我的弟子们致力于张锡纯中西医汇通学派的学术研究，力求中西医汇通，强调中西医各有所长，在理论上寻找两种医学的契合点，探索中西医融合之路。

　　刘建数十年如一日，专注于张锡纯中西医汇通学派的学术研究、经验整理、临床运用、科研立项，其硕博连读期间，运用数据挖掘技术直指该流派对药学研究，立项选题新颖、科研设计严谨，深受专家好评。是书，又一次对张锡纯中西医汇通学派妇科对药运用规律、特色及传承脉络进行了研究、整理、总结。样稿送呈我处，阅后感触有二：一是认为该书对张锡纯中西医汇通学派对药研究裨益有加；二是对中医妇科临床用药和提高临床疗效有很好的指导作用。

是为序。

首届全国名中医

天津中医药大学教授、博士生导师　陈宝贵

2024 年 9 月于津沽

前言

张锡纯先生是一位造诣颇深的实践医学大师，不仅学识渊博，而且有丰富的医学理论和临床实践经验。晚年在天津创办"国医函授学校"，设立"中西汇通医社"，自编《伤寒论讲义》教材，课徒授学、变通经方，注重实践、不尚空谈。在妇科疾病的治疗中，倡导新说，创立新方，疗效彰彰。凝结其毕生心血编撰而成的《医学衷中参西录》一书，被称为"医学第一可法之书"。

张锡纯学验俱丰，对于妇科疾病的辨治立论特色鲜明。

妇科诸疾，燮调奇经，着重于冲。

冲为血海，任主胞胎，妇女以血为用，张氏立论，无论经、带、胎、产等证，皆重冲脉。如"人之血海，其名曰冲，在血室之旁，与血室相通，上隶于胃阳明经，下连于肾少阴经……在男子则冲与血室为化精之所。在女子则冲与血室为受胎之处"，"是以女子不育，多责之冲脉"，"冲脉无病，未有不生育者"。锡纯认为"冲任中有瘀血，亦可以妨碍受妊"，而强调血崩的病机"因肾脏气化不因，而冲任滑脱也"。他明确指出"带下为冲任之证，而名为带者，盖以奇经带脉，原主约束诸脉，冲任有滑脱之疾，责在带脉约束，故名为带也"。基于上述理论，张氏方设理冲汤、理冲丸、安冲汤、固冲汤、温冲汤、清带汤等。

1

阐幽发微，倡大气下陷致冲胃气逆说。

妇女倒经之证，多责之于冲胃气逆。一是肾虚失藏，收摄冲气乏力；二是胃虚气化不能下行，镇摄冲气功却，则冲气上干。"冲中之气上干，冲中之血自随之上逆，此倒经所由来也"。张氏变通经方，立加味麦门冬汤治之。以半夏降胃安冲，山药补肾敛冲，则冲中之血自不上逆，而张氏曲心研究，通过实践更发宏论："人之大气，能斡旋全身，为诸气之纲领。故大气常充满于胸中，自能运转胃气使之下降，镇摄冲气使不上冲。大气一陷，纲领不振，诸气之条贯多紊乱，此乃自然之理也。是知冲气、胃气之上逆，非必由于大气下陷者；实于致冲胃气逆也。"是论发古人之未发，有案为证："曾治一室女，倒经年余不愈，其脉象微弱……恍悟其胸中大气，必然下陷，故不任半夏之降也。遂改用拙拟升陷汤，连服十剂。短气愈，而倒经之病亦愈。"

辨证圆机灵活，蹊径独辟。

阴挺之治，求之于肝。阴挺的病机主要为气虚下陷或肾虚不固而然。而张氏主张"肝主筋，肝脉络阴器，肝又为肾行气。阴挺自阴中挺出，形状类筋之所结，病之原因，为肝气郁而下陷无疑也"。肝气郁为其病因，气下陷乃其病机，拟升肝疏郁为法，立升肝疏郁汤，亦疗肝气虚弱，郁结不舒，效验颇佳。

月闭血枯，责之心脾。月闭血枯之病，成因颇多，各家多从肝肾不足、气血虚弱、气滞血瘀、湿痰阻滞方面论治，而张氏崇尚《内经》之旨"二阳之病发心脾，有不得隐曲，在女子为不月"，故治法以调脾胃、生阴血为先，兼补肝肾、活血脉，拟资生通脉汤，俾经血资生有源，月信自来。

药用生熟，功效悬殊。张氏治妇女赤白带下之清带汤，生龙骨、生牡蛎皆用至六钱以固脱，而治妇女血崩之固冲汤中，龙骨、牡蛎皆煅之捣细用至八钱。张氏谓："此方独用煅者，因煅之则收涩之力较大，欲借之以收一时之功也。"张氏之匠心，是见一斑。

师古不泥古，产后药用寒凉。产后忌用寒凉，乃医家成俗之训，而产后温病，阳明腑实，表里俱热者，非寒凉莫解，张氏深得《本经》之旨，灵活化裁，拟滋阴清胃汤和白虎加人参以山药代粳米汤，更以玄参代知母，两擅其功。

柳学洙先生于1929年经孙雨亭、赵云卿两位先生介绍，拜师于张锡纯先生，成为其关门弟子。柳先生学徒期间，常侍诊张先生左右，直至张先生去世，对师著《医学衷中参西录》领悟极深。1939年柳先生又就读于陆渊雷先生之国医函授班，与兰溪医校张山雷先生过从甚密，曾受赠《中风斠诠》一部。在三师指点下，学业益进，医术愈高。新中国成立后，柳先生在武清县医院工作，并任教于县中医专科学校，受到同事和师生一致好评。柳先生诊病，主张中西医结合，强调疗效，临证间常指导弟子及学生学习。晚年，由其与弟子陈宝贵共同整理出版《产后发热证治辑要》《诊余漫笔》《医林锥指》及《医林杂咏》诸书。

陈宝贵教授，中西汇通流派代表人物、张锡纯先生第三代传承弟子，天津中医药大学教授、博士生导师，主任医师，中国中医科学院传承博士后合作导师，全国老中医药专家学术经验继承工作指导老师，中国首届"中医药传承特别贡献奖"获得者，

2017年荣获首届"全国名中医"称号。从医50余年，在长期的临证实践中，尤其在治疗脾胃病方面，陈教授具有丰富的经验，继承和发扬了两位先生之学术思想，形成了自己独特的学术思想。

中西医汇通学派是中国中医药发展史上极具影响力的学术流派之一，而张锡纯中西医汇通学派又是其中最具代表性的流派，其传承人陈宝贵教授现已成为这一学派传承发展的领军人物。

近年来，我的《张锡纯对药》一书问世后，广大读者好评有加，同时，亦激吾奋志，诊余思之行之，并将张锡纯先生《医学衷中参西录》、柳学洙先生《医林锥指》《诊余漫笔》、陈宝贵教授《陈宝贵医案选粹》《陈宝贵医论医话选》等文献资料中有关治疗妇科疾病对药运用的学术思想、临证经验进行分析、研究；同时，我在临证中治疗妇科疾病的对药运用经验及验案，也一并收录；然后归纳总结出四者的学术特色，使读者更直接地了解该流派的对药传承脉络和特色。我参考国内学者对张锡纯冲脉理论在妇科病中的治疗和运用，分析总结出张锡纯中西医汇通学派妇科对药传承规律的体系和特色。

本书编写过程中，由于编撰者水平有限，加之时间仓促，书中可能存在不当之处，热盼各位贤达不吝指正，以待再版时加以修订提高。

刘建　甲辰仲秋于沧州

目录

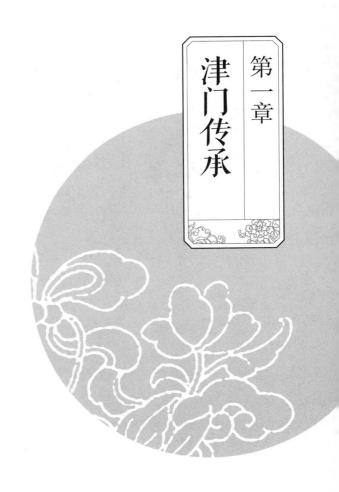

第一章　津门传承

第一节
传承脉络　源于津门

1929 年，张锡纯在津门行医及开设中西汇通医社时，武清柳学洙拜张锡纯为师，成为其关门弟子。陈宝贵后又跟师柳学洙多年，深得其真传。出师后，陈宝贵行医武清，屡起沉疴，誉满津沽。

"中西医汇通学派"是中国中医药发展史上极具影响力的学术流派之一，"中西医汇通"也是当今国家中医药管理局在业内倡导的学术思想之一。张锡纯第三代传承人陈宝贵则当之无愧地成为当前这一流派传承发展的领军人物。

有关部门公布的《张锡纯中西医汇通流派简介》文件中，对这一流派进行了明确定位："张锡纯中西医汇通流派是以张锡纯、柳学洙、陈宝贵、陈宝贵弟子及学生为传承脉络的一个医学流派。该流派以中西医汇通为主要研究方向，强调中西医各有所长，在理论上寻找两种医学的契合点，探索中西医融合之路。"

从张锡纯的衷中参西，到柳学洙的中西医结合，再到陈宝贵及其弟子和学生探索的中西医融合，经过四代人的不懈努力，该流派对中西医汇通有了较深的认识，其在津门地区乃至全国都有了一定影响。

第二节
流派传承　薪火相继

一、第一代：张锡纯

张锡纯（1860—1933）河北盐山人。先生天资颖悟，四岁能识字诵诗，少年时广涉经史子集，游艺方书。其家道小康，世代业儒，家训言："凡后世子孙，读书之外，可以学医。"先生谨遵家训，随父习医。弱冠即为人诊病疏方，每有效验。早年因两试秋闱不第，遂立志医学，自《黄帝内经》《神农本草经》至清代医学著作，潜心研读，学有大成。临证每起沉疴。屡救危急，名扬一时。

张锡纯深感医道精深，又自学西医生理学、病理学及药物学。受当时思潮影响，认为中西医学各有所长，故而萌发衷中参西之念，取西医之长补中医之短。经过多年的学习与实践，于1909年完成《医学衷中参西录》前三期的初稿。随后，张锡纯又在《绍兴医药学报》等医学报刊发表文章，医名渐著于国内。据载，张锡纯所著《医学衷中参西录》一经面世，如一石击水，千层浪起，被医界称为"医书中第一可法之书"。

张锡纯虽医名晚成，却巍然一代大医，与当时江西陆晋笙、江苏杨如侯、广东刘蔚楚同负盛名，时称"四大名医"，又与慈溪张生甫、嘉定张山雷同被誉为海内"名医三张"。张锡纯在1918年受刘尚清（时任东三省官银号总办）之邀，在奉天（今沈阳）创办立达中医院并任院长。中医有院，肇始于此。

1926年张锡纯携眷至天津，于教学外同时开业行医。翌年春，其诊所"中西汇通医社"正式开业。张锡纯在津行医多年，不为流俗所惑，独具只眼，精益求精，医名大盛，在津期间，其学术及诊治技术臻于巅峰。张锡纯不辞劳苦，自奉节俭，终生治学不辍。虽至晚年，每为人合药饵，必躬亲监制，修订著作及复信答疑从不假手他人。更为可贵的是，张锡纯之医案，立案法度，记载项目，尤能要言不烦，简而不疏，首尾完整，层次井然，堪为医案之典范。

《医学衷中参西录》全书分八卷，逾百万言，乃张锡纯多年临证经验和心得总结，亦是毕生心血之结晶。时至今日，对于指导临床及科研仍是一本不可多得的参考书。

清末民初，西学东渐，排斥和消灭中医之风日起，面对此浪潮，以张锡纯、唐宗海、恽铁樵、朱佩文为代表，主张中西医各有所长，应互相学习，共为治病所用。张锡纯则更是兼收并蓄，在立足中医学基础上，吸纳新学，将其学术观点及其临证体悟连续于报刊发表，受到医界的广泛好评，对当时中西汇通医学影响极大。张锡纯也因此成为中西医汇通学派最具代表性人物之一。

二、第二代：柳学洙

柳学洙（1906—1988），字溥泉，号医海一沤，天津市武清县（现武清区）人，为武清县第一位主任中医师。其幼年失怙，立志学医，一生潜心阅览历代医案，手不释卷。民国时期，武清县内瘟疫流行，其以清瘟败毒之剂治愈多人。

柳学洙于1929年经孙雨亭、赵云卿两位先生介绍，拜师于张锡纯，成为其关门弟子，学徒期间，常侍诊张先生左右，直至张先生去世，对师著《医学衷中参西录》领悟极深。1939年，柳学洙就读于陆渊雷之国医函授班，并与兰溪医校张山雷过从甚密，曾受赠《中风斠诠》一部。在三师指点下学业益进，医术愈高。新中国成立后，柳学洙在武清县医院工作，并任教于县中医学校，受到同事和师生一致好评。

柳学洙对学生言传身教，严格要求，谆谆教诲，声随影附者百余人。其对于学生、弟子中学有成就者尤为赞赏。晚年收陈宝贵为入室弟子，曾在给弟子陈宝贵出师书中写道："该生踏实认真，对于中医经典著作苦心钻研，总结临床医案，获效处予以剖析所以有效之原理，于疑似间一点即透，举一反三，助予整印了《产后发热证治辑要》及《诊余漫笔》二书，喜其深得要旨。"并为其赋诗一首，可见其提携后学之真诚。此外，柳学洙还喜吟咏，好诗词，著有《医林杂咏》存世。

柳学洙从医60余载，学验俱丰，常经方、时方、验方并用，并汲取诸家之长，擅长治疗内科外感病、脾胃病、妇科、儿科病证，以及各类疑难杂症，以药少效高而著称于津沽。学术上主张中西医结合，重视食疗。

柳学洙医德高尚，谦虚谨慎，淡泊名利，待人诚恳。其居室名"恕庵"，用以自勉。他对患者不分贫富贵贱，只要有求，无论风雨寒暑，咸往应诊，晚年虽重病在身仍不拒求诊者。他律己法身，拒收患者馈礼，推辞不下，照价折款托人送归。

柳学洙诊病，主张中西医结合，强调疗效，临证期间常指导弟子及学生学习。晚年，带领弟子陈宝贵整理了《产后发热证治辑要》《诊余漫笔》《医林锥指》及《医林杂咏》诸书。

《产后发热证治辑要》和《诊余漫笔》二书，为柳学洙晚年所著，由弟子陈宝贵整理。后经北京中医学院任应秋教授推荐，将二书合编，名曰《医林锥指》并题笺，由天津科学技术出版社出版，全国发行。2013年经陈宝贵教授及学生重新整理、修订，由中国中医药出版社再版发行。

三、第三代：陈宝贵

陈宝贵（1949—　），号碧湖。首届全国名中医，天津中医药大学教授、博士生导师，中国中医科学院传承博士后合作导师，享受国务院政府特殊津贴专家，全国老中医药专家学术经验继承工作指导老师。

1965年从医，1971年跟随柳学洙学习，1975年于北京中医学院（现北京中医药大学）中医系学习。1978 年正式拜师柳学洙，吃住于师之身旁 10 年，得师之真传，继承并发扬了师之经验及学术思想，名噪津沽。1983 年就读于中国中医研究院（现中国中医科学院）研究生班。现任天津中医药大学附属武清中医院名誉院长，兼任中华中医药学会常务理事、天津中医药学会副会长、天津中医药学会中医药文化专业委员会顾问。获全国先进工作者、全国五一劳动奖章、天津市劳动模范、天津市最具影响力劳动模范、天津优秀科技工作者等荣誉称号。先后三次作为全国劳模代表，参加国庆 60 周年庆典、抗日战争暨世界反法西斯战争胜利 70 周年纪念大会和阅兵式等活动。

陈宝贵迄今已行医 60 余年，经验宏富，擅治脾胃病、脑病及各种疑难杂症，且见解独到。学术成绩斐然，提出"重建脾胃生理功能"的学术思想，创"治胃九法"治疗消化系统疾病，疗效显著；提出了"脑病从神论治"的学术思想，治疗老年痴呆，收效颇佳。其"中医临证思辨方法"，可概括为三辨证方法、三统一原则、三效关系原则，用来指导学生临床学习及工作。创制了体质药膳食谱，用以养生防病。

陈宝贵作为张锡纯的第三代传承弟子，强调学习中医经典著作的重要性，提倡利用现代之医疗技术及手段，寻找中西医理论上的契合点，探索中西医融合之路。陈宝贵一直致力于张锡纯中西医汇通学派的研究与传承工作，形成了本流派的学术传承谱系，培养张锡纯中西医汇通学术思想体系传承团队 300

余人，发表名老中医学术思想传承及相关论文 200 余篇。

陈宝贵献身中医，一生笔耕不辍，主编《中国养生宝鉴》《天津市中医图书联合目录》《陈宝贵〈医学衷中参西录〉心解》《陈宝贵妇科辨治经验》《中西汇通学派》《张锡纯学术思想研究》《新冠病毒奥密克戎变异株感染防治中医医案精选》7 部著作，参编著作 10 余部，指导学生整理《陈宝贵医案选萃》《陈宝贵医论医话选》等书籍。他研制了"回神颗粒""补肾安神胶囊"等制剂，获国家发明专利 9 项。

四、第四代：陈宝贵的学生及弟子

陈宝贵指导和培养了很多学生和弟子，这些弟子和学生受之影响，突出中西医结合治疗疾病优势，在各自学科领域及理论上寻找两种医学的融合点，探索理论上的创新。另外，在陈宝贵的指导下，天津市中医药管理局项目"张锡纯中西汇通流派脾胃病学术思想、临床经验及传承规律的研究"等科研课题已获批立项。

陈宝贵多年来一直致力于临床、科研及带教工作，指导和培养弟子及学生众多。迄今共指导博士、硕士研究生 26 人，徒弟 140 余人，再传弟子 100 余人。其中省级名中医 2 人，青年名中医 6 人。

博士后、博士、硕士研究生（以入学时间先后排序）：李三环、崔俊波、赵廷浩、张美英、寇子祥、庞莹、王达、初展、张玉岭、张菁华、任淑女、张明妍、刘丹、王丽、杨洋、刘建、刘文通、唐林、林小林、彭程、肖艳红、张洁、莫慧颖、王溯源、郎荣天、刘佩瑶、王金。

学术继承人及传承弟子（以入门时间先后排序）：张丽、陈慧娟、韩金凤、田立军、陈祥芳、兰汉超、刘亚敏、王文华、侯俊丽、陈仿、王小军、王列萍、续海啸、梁燕山、李春生、张安清、李秋霞、张连强、腾杰、王秀智、王永祥、张永乐、孙晓萍、陈伟艳、赵蕾、张栋栋、丁卫国、石秀梅、边育红、张增瑞、张方辉、张照健、曾荣、刘兆红、姜利国、孟祥峰、姜海莹、陈丽丽、王清月、陈志东、商量、李爱华、刘志龙、丁杰、张晋、吕妍、郑桂玲、包红霞、王作顺、方文岩、张进、张彦伟、兰美华、李金萍、杜志刚、燕小伟、胡江东、袁锋、李官官、姚田田、张永珍、赵瑛、李欢芝、史继峰、赵永红、杜生华、王金存、杜志春、薛军民、李贵强、张雁行、脱文勤、王立勋、尚静静、尚英、甘海嚎、高克斌、郑伟旭、王新原、王敬梅、李瑞华、刘硕、王兆辉、张楚峰、吴建立、杨素飞、刘聪聪、曹阳、朱宝、赵文霞、郭鹏、魏瑞芳、赵坤、王娜、许立双、陈立华、祝敬燕、刘晓婷、闫朝光、刘晶、张西波、谷旭放、贾宁、曹顺金、游敏玲、万贤明、许秀芬、曾庆涛、姜晨、田晶晶、王洪武、张涛、刘薇薇、唐丽明、刘伟、曹家铭、董容豪、樊晓靖、郭辉、郭宁、黄凤喜、倪丽、任爽、张博、张秋贤、张旭、王倩、付玉玲、苏德康、孙思涵、王泽京、雍玉琴、肖修平、王晓琳、胡小刚、李喜梅、毛泽毅、王茜娜、肖笛、赵圣轩、袁海宁、佟佳蓬、方若霖、张全德、孙天保等。

五、第五代：暨第四代传承人的学生及徒弟

第四代传承人的学生及徒弟（按入学及跟师时间先后排序）：刘俊江、黄晨、杜军亚、崔灿、李婉茹、李姗姗、任禾、宋颖、周俊丽、赵文辉、王新宇、王鹏臻、王玉龙、张浩钺、李泽宇、高艳华、刘俊青、郭雨琳、樊星晨、何晓旭、张树霞、孙川、宋沙沙、王德娟、张文杰、杜国强、王涵、刘春香、张苓、鞠晓静、王文静、于秀凤、孟凡飞、孙丽芳、刘泊宁、李建新、潘振国、梁维志、周延枫、王国勇、韩春杰、及宏、郑春元、马盼盼、张世展、张红星、王兵、汤勤达、孟双双、刘惠欣、晋琼、白轶凡、常博文、邢赛赛、张含、孙荣泽、夏浩鑫、王昕欣、顾芮博、赵轩竹、李书宁、穆超超、崔雅妹、冯奕钧、郑伟、刘表然、唐小杰、李慧颖、张家远、吴梦涵、吴瑞楠、符利锋、吴文静、栗振杰、王晓光、张凤琪、孟庆芳、王刘元、刘琳、胡晓瑜、李惠丽、张倩、王兴佳、党海波、孙畅、郭彤彤、冯汤伟、乔波、张轶群、商艳慧、廉彬青、王云力、陈磊、庞艳君、葛志芳、张露丹、周荻书、张芬、赵一斌、祁禹德、温立萍、刘博、贾晓菲、叶蓝月、刘森、曹雪、刘莎、胡明林、曹作英、刘兰香、李遵鹏、张翠颖等。

至此，张锡纯中西医汇通学派传承脉络如下所示。

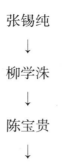

张锡纯

↓

柳学洙

↓

陈宝贵

↓

陈宝贵教授的学生及弟子

↓

第四代传承人的学生及徒弟

  由此可见，以津门陈宝贵教授为首的张锡纯中西医汇通流派学术研究团队，高擎中西医融合的大旗，着力于继承、致力于临床、发力于科研，是当今国内该流派研究的中坚力量。

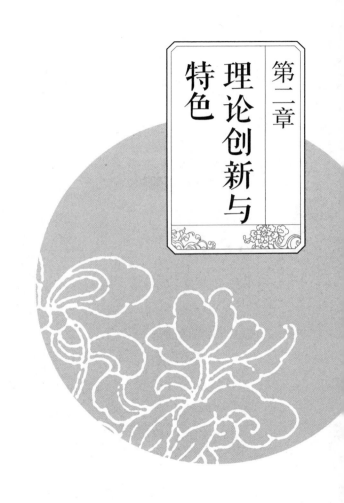

第二章 理论创新与特色

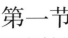

第一节
张锡纯治疗妇科病理论创新与特色

　　张锡纯《医学衷中参西录》阐幽发微，倡大气下陷致冲胃气逆说。其认为妇女倒经之证，多责之于冲胃气逆。一是肾虚失藏，收摄冲气乏力；二是胃虚，其气化不能下行以镇摄冲气功却，则冲气上干。"冲中之气上干，冲中之血自随之上逆，此倒经所由来也。"张锡纯变通经方，立加味麦门冬汤治之。以半夏降胃安冲，山药补肾敛冲，则冲中之血自不上逆，而张锡纯曲心研究，通过实践更发宏论："人之大气，原能斡旋全身，为诸气之纲领。故大气常充满于胸中，自能运转胃气使之下降，镇摄冲气使不上冲。大气一陷，纲领不振，诸气之条贯多紊乱，此乃自然之理也。是知冲气、胃气之逆，非必由于大气下陷者；而大气下陷者，实可致冲胃气逆也。"是论发古人之未发，有案为证："曾治一室女，倒经年余不愈，其脉象微弱。……恍悟其胸中大气，必然下陷，故不任半夏之降也。遂改用拙拟升陷汤，连服十剂，短气愈，而倒经之病亦愈。"

　　基于上述理论，张锡纯创立了补气升陷、补气固脱、补气敛脱、补肾敛冲、降胃安冲、降逆安冲、平胃安冲、补气降冲、补气敛冲、补气固冲诸法，可谓丰富多彩、别具一格。

一、以冲立论，辨治疾病

1. 降逆镇冲法

张锡纯擅用代赭石降冲，他认为，代赭石能生血兼能凉血，其质重坠善镇逆气而不伤正气，降痰涎，止呕吐，通燥结而毫无开破，用之得当能见奇效。故称赞其是"救癫扶危的大药"。

2. 补肾温冲法

张锡纯认为"女子不育，多责之冲脉"，因此在温冲汤中重用紫石英温宫暖胞，俾经温宫暖，经脉调和，则沃土育麟。寿胎丸中重用菟丝子四两补肾填精，以固冲任，以补子气，肾旺则能荫子，且子吸母气，母子同治。

3. 化滞调冲法

张锡纯认为，带下病"非仅滑脱也，若滞下然，滑脱之中实兼有瘀滞"。故在清带汤中用海螵蛸、茜草以化其滞，龙骨、牡蛎以固其脱，开通固脱并用，收效益彰。

4. 收涩固脱法

张锡纯于固冲汤中重用白术一两健脾益气、统血摄血，山药以固冲任，棕榈炭、五倍子收涩止血，体现了张锡纯先生对于崩漏急症，急则治其标的学术思想和辨治理念。

5. 活血温冲法

张锡纯创制了17首治疗妇科病的方剂，其中16首用了理血药物，而其最喜三棱、莪术，或与参芪并伍，补气活血，或与白术、山药并伍，健脾活血。张锡纯遣药组方，灵活化裁，可见一斑。

6. 降逆安冲法

张锡纯降逆安冲的代表药物首推半夏、代赭石，张锡纯云："二药并用，既善理痰，又善镇气降逆也。"故二者相伍，相须为用，降逆平冲，清痰理气，止血止呕，用于治疗恶阻等症效果显著。所谓"有故无殒，亦无殒也"。

7. 降胃安冲法

张锡纯常以麦冬、半夏相伍，寒温并用，润燥相施，肺胃同治，或山药、半夏同用，以降胃安冲，治疗妇女倒经。

8. 补肾敛冲法

张锡纯补肾敛冲常以人参、山药并用，取山药滋阴固下、补肾敛冲之功，以敛冲中上冲之血。他认为，山药"收涩也，能助人参以补气，其气味甘温，又能固下焦气化也，而兼有收摄之功，人参以总提气化，而斡旋之也，人参回阳，山药滋阴，又能温固下焦，滋补真阴，协同人参以回肾气之下趋，使之上行也"。

二、大气下陷，补气固脱

1. 补气升陷法

张锡纯独树一帜，首倡"大气下陷"理论。创立升陷汤，以黄芪为主药，与知母、柴胡、桔梗、升麻并用以补气升陷，治疗胸中大气下陷，或经水短少，或妇女阴挺。

2. 补气固脱法

张锡纯运用黄芪补气之法，灵活多变，收效显著。《医学衷中参西录》书中与黄芪相关的病因、病证、治法、组方、病案等论述长达 99000 余字。书中 174 首方剂中，含黄芪方剂多达 78 首，占 44.89%，其中含黄芪未冠方剂名称的 43 首，含黄芪并冠方剂名称的 35 首。可见张锡纯对黄芪的应用与研究偏爱有加。

张锡纯在安冲汤、固冲汤中常以黄芪、龙骨、牡蛎同用，升补与固涩并存，开通并收敛兼融，治疗妇女经水行时多而且久、过期不止或不时漏下等症疗效尤佳。固冲汤中黄芪、山茱萸同用，救亡固脱，固冲任力量大增。

3. 补气固涩法

张锡纯方设醒脾升陷汤，专治脾气虚极下陷之小便不禁。黄芪、白术相伍，升补脾气，桑寄生助黄芪补胸中大气，龙骨、牡蛎、山茱萸、萆薢以固涩小肠、缩泉治溺。舒和汤中，黄芪、桂枝相伍，升阳疏肝，续断、桑寄生相伍，补肾封固，治疗小便淋浊、带下等症效果显著。安冲汤和固冲汤中，黄芪、茜草、海螵蛸相伍，补气固涩，治疗崩漏效好。

三、补气诸法，治法井然

1. 补气疏肝法

张锡纯对肝郁脾弱，大气下陷证，方设理郁升陷汤。以培养中土，俾中宫气化敦厚，脾升胃降。妙用桂枝升发肝气，以使肝气舒畅，月经自调。

2. 补气滋阴法

张锡纯在升陷汤、玉烛汤、升肝舒郁汤中以黄芪、知母伍用，补气升陷，滋阴清热，治疗妇女寒热往来或月事不调，经水短少，或经闭不行等症，或产后少乳证属气血虚弱者，或妇女阴挺，或肝气虚弱，郁结不舒，效果显著。

3. 补气消瘀法

张锡纯强调："从来医者调气行血，习用香附，若论耗散气血，香附尤甚于三棱、莪术，若论消磨癥瘕，十倍香附亦不及三棱、莪术也。"故理冲汤中用芪、参补气，得三棱、莪术消冲中瘀血，补而不滞，元气愈旺愈能鼓舞三棱、莪术消除癥瘕，此故效也。

4. 补气通乳法

张锡纯方设滋乳汤，治疗少乳症收效满意。乳汁少乃气血双虚，乳汁化源不足所致，加之经络瘀滞则乳汁难下，故重用黄芪一两补气生血，配伍当归、知母、玄参养阴活血，穿山甲（现用代用品）、王不留行、路路通，通络通乳，俾气旺血生，化源充足，乳络畅通，乳汁自生。

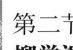

第二节
柳学洙治疗妇科病理论创新与特色

柳学洙师从张锡纯后，学习并继承了张师很多的妇科对药运用经验，不但从理论上拓展了视野，而且在临证药物应用上也更加丰富多彩。柳学洙临证40余年，诊治妇科病得心应手，其中涉及妊娠病、月经病、带下病较多，其诊治均遵从整体观念和辨证论治，并结合妇科疾病的病理特点，灵活化裁，疗效显著。

一、补气固脱法

柳学洙受恩师张锡纯"大气下陷"理论及"补气固脱"学术思想的影响，处方每每人参、黄芪相伍，相须为用，补气固脱之力大增，治疗气虚所致崩漏等症效佳。

二、敛肝固脱法

敛肝固脱乃张锡纯的又一治疗大法，柳学洙师其意而不泥，用药少而精，常取人参、山茱萸相伍，补气敛肝固脱之力大增，用于治疗崩漏等症，效果显著。

三、补脾固脱法

张锡纯喜用生药，柳学洙亦宗师意，择善而从，临证每每生药并用，如生山药、山茱萸并用。二者配伍，且皆生用，滋阴补脾、敛肝固脱力雄，治疗脾虚肝脱之崩漏等症效果显著。

四、收敛固脱法

柳学洙治疗崩漏、滑脱、带下等症常煅龙骨、煅牡蛎相伍，相须为用，取其收敛固涩之功；五倍子、刺猬皮相伍，收敛固涩，治疗崩漏等症效果尤著。赤石脂、石榴皮相伍，功专固涩，固崩止带，收敛止血，治疗崩漏、久泻等症。

柳学洙临证组方灵活化裁，生用效宏，则生用取效；煅则收功，则煅用入药。柳学洙固脱诸法，承张锡纯之旨，一脉相承，随证而参，收效为上。固脱治法始终贯穿其中，充分体现了张锡纯中西医汇通学派衣钵相传的学术思想核心。

第三节
陈宝贵治疗妇科病理论创新与特色

陈宝贵20世纪80年代毕业于中国中医研究院研究生班，毕业后，师从张锡纯关门弟子——津沽名医柳学洙，深得其传，在妇科疾病辨证治疗中，尤其重视对药的配伍运用。

陈宝贵认为，妇科病的病机主要有脏腑失调、气血失和，以及冲、任、督、带损伤等。治疗主要在整体调理脏腑、气血、冲任的同时，分清寒、热、虚、实、痰、湿、郁、瘀，辨明在气、在血、在脏、在腑，然后确立相应治法。

一、补气升陷法

张锡纯—柳学洙—陈宝贵，三者一脉相传，尤重大气，主张升提；陈宝贵临证中，每每柴胡、升麻相伍，相须为用，升举大气，升阳举陷，治疗滑胎、崩漏等症效果尤佳。

二、敛肝固脱法

陈宝贵受柳学洙的影响，衣钵相传，学术相继，临床中尤重敛肝固脱学术思想和治法的运用。在崩漏、月经过多等症的治疗中，或山茱萸、山药二药伍用，补脾固肾，敛肝固脱，敛补建功；或党参、山茱萸二者相伍，相互为用，补气固脱，不一而足。

三、收敛固涩法

陈宝贵在崩漏、带下、月经过多等症的治疗中，或煅龙骨、煅牡蛎联用，收敛固涩，或棕榈炭、五倍子二药配伍，酸敛固涩。

四、通补化瘀法

张锡纯、柳学洙、陈宝贵三者对于海螵蛸、茜草的运用可谓珠联璧合，运用精当。二者相伍，源于《内经》，彰于锡纯，承于学洙，臻于宝贵，收敛止血而不留瘀，活血通经方不致脱，相辅相成，固精止带，活血止血，治疗崩漏、带下等症疗效功大。

五、母子同治、补肾安胎法

母子同治、补肾安胎法源于锡纯，承于学洙，彰于宝贵，可谓张锡纯中西医汇通学派治疗滑胎疾病的一大学术亮点和特色。寿胎丸则是其代表方剂。该方由菟丝子、桑寄生、川续断、阿胶四药组成。师徒三代运用各有千秋，疗效皆彰。张锡纯创立此方，取象比类，旨在母子同治、补肾安胎，效果显著。柳学洙承于张师，加减化裁，效果亦大。陈宝贵彰于此说，融会贯通，灵活扩方，取名寿胎加味丸，旨在母子同治，子吸母气，子健胎固，顾护胎元，补肾固胎。

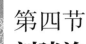

第四节
刘建治疗妇科病理论创新与特色

刘建为河北省名中医，出身于三代中医世家，张锡纯第四代传承弟子，师从全国名中医陈宝贵。为全国第三批优秀中医临床人才、河北省第六批老中医药专家学术经验继承工作指导老师。其临床中形成了"审病因，抓主证，擅经方，遣类方，重舌诊，辨脏腑"的学术思想。师承教育与院校教育的培养，使其在临证中，善于审病因、别虚实、分寒热、辨病位、抓主证；受锡纯先师和陈宝贵老师影响，辨证论治中，每多喜用张锡纯方药，亦获效验。

一、调冲之治，疏肝为要

冲为血海，任主胞胎，妇人调经，刘建多以冲为要，以肝为治，分别施以补肾疏肝、理气解郁、疏肝养血、疏肝理气、柔肝缓急之治，以冀肝木畅达，疏泄有常，冲脉调和，血海盈亏有度，则经血调，月信安。常用对药有熟地黄、香附，白芍、香附，玫瑰花、白及，香附、延胡索，柴胡、白芍，柴胡、香附，白芍、炙甘草等。

二、固冲之治，首重健脾

临床治疗妇人月经先期、月经量多、崩漏等症，刘建受张锡纯、陈宝贵诸师影响，亦多从健脾固冲入手论治。每每治以健脾补肾、健脾固肾、补气健脾、健脾固脱之法，在健脾固冲的同时，分别辅以补气升提、滋阴凉血、收敛止血等法，标本兼治。常用对药有山茱萸、山药，白术、山药，黄芪、白术，党参、山茱萸等，旨在使脾健气旺，冲固血和，则月经调，崩漏止。

三、敛冲之治，补气固脱

妇人月经先期、月经量多、崩漏等症，辨证有虚有实。虚者多因大气下陷，冲脉不固所致，补气固脱当为正治。刘建常用对药有黄芪、升麻，党参、山茱萸等，俾大气充盛，固摄有权，则敛降有度，脱固冲安，月经自调。

四、安冲之治，补肾为先

刘建临证中对于妇人不孕、滑胎等症的辨治，分轻重、别虚实、辨寒热，亦多从安冲补肾治则着眼。安冲之治，补肾为先，分别治以补肾助阳、温肾壮阳、温肾益精、温冲暖宫、补肾安冲之法；或温热纯阳之物同用，或血肉有情之品并施，或取相比类之药联伍。其中，又有温补、滋补、平补之别，常用对药有菟丝子、鹿角霜，仙茅、淫羊藿，鹿角胶、阿胶，鹿角胶、鹿角霜，菟丝子、桑寄生，菟丝子、续断等。

第五节
张锡纯妇科疾病冲脉理论研究

张锡纯有关妇科疾病的辨治，立论鲜明，颇具特色；尤其是冲脉理论在妇科疾病治疗中的运用和治冲调冲诸法，更是将其发挥得淋漓尽致，在临床辨证治疗中取得了很好的疗效，后经关门弟子柳学洙、再传弟子陈宝贵等的继承和发展，已经形成了中西医汇通学派比较完善的学术传承体系和特色鲜明的学术风格。目前，国内学者对张锡纯妇科疾病冲脉理论的研究和临床应用也多有创新。

一、妇科疾病，首重冲脉

刘建认为，张锡纯对妇科诸疾的论治，燮调奇经，着重于冲。冲为血海，任主胞胎，妇女以血为用，张氏立论，无论经、带、胎、产诸症，皆重冲脉。张锡纯指出："人之血海，其名曰冲，在血室之两旁，与血室相通，上隶于胃阳明经，下连于肾少阴经……在男子则冲与血室为化精之所，在女子则冲与血室为受胎之处。""是以女子不育，多责之冲脉。""冲脉无病，未有不生育者。"张锡纯认为，"冲任中有瘀血，亦可以妨碍受妊"，强调血崩的病机"因肾脏气化不固，而冲任滑脱也"，明确指出"带下为冲任之证，而名为带者，盖以奇经带脉，原主约束诸脉，冲任有滑脱之疾，责在带脉约束，故名为带也"。基于上述理论，张锡纯方设理冲汤、理冲丸、安冲汤、固冲汤、温冲汤、清带汤等。

1. 冲脉病机，成因颇多

张玉辉、于峥等认为，张锡纯通过长期临床实践对冲脉的生理、病理有了突破性认识。他认为冲脉虽为血海，但亦主气，调节气机的升降。冲脉的病理变化主要由于胃失和降、肾不纳气、肝失疏泄、大气下陷，导致冲气上逆，究其根本为气机上逆，与胃、肾、肝等脏腑密切相关。冲气上逆之病甚多，并非仅与妇科病症有关，更可导致各种内科杂病。在治疗上，根据具体病因病机、病证特点辨证施治，总体治疗原则是既要重视平冲降逆药物的运用，以治其标，又要注重恢复脏腑的正常生理，以治其本，同时应用升提大气法，对冲气有镇摄作用。

杨春华、吕丽认为，张锡纯在《医学衷中参西录》中提出"气上逆者，乃冲气之上冲"。并整理归纳了胃失和降、肾虚失固、肝气恣横、大气下陷是引起冲气上冲的主要因素。张锡纯丰富和完善了冲脉生理、病理的理论，突破了前人仅限于理论知识的探讨，而运用于临床内科常见病、妇科病症的治疗，且疗效明显。这确实也是张锡纯冲脉理论临床应用的独到之处和学术贡献。

刘建撰文论述：张氏阐幽发微，倡大气下陷致冲胃气逆说。妇女倒经之证，多责之于冲胃气逆。一是肾虚失藏，收摄冲气乏力；二是胃虚气化不能下行，镇摄冲气功却，则冲气上干。张锡纯提出："冲中之气上干，冲中之血自随之上逆，此倒经所由来也。"张锡纯变通经方，立加味麦门冬汤治之。以半夏降胃安冲，山药补肾敛冲，则冲中之血自不上逆，而张锡纯曲心研究，通过实践更发宏论："人之大气，能斡旋全身，为诸气之纲领。故大气常充满于胸中，自能运转胃气使之下降，镇摄冲气使不上冲。大气一陷，纲领不振，诸气之条贯多紊乱，此乃自然之理也。是知冲气、胃气之上逆，非必由于大气下陷者；实于致冲胃气逆也。"是论发古人之未发。

2. 冲气上逆，见症多端

张玉辉、于峥等撰文指出，张锡纯认为冲气上逆之病甚多，并非仅与妇科病症有关，更可导致各种内科杂病。张锡纯认为冲脉隶属阳明，冲气上逆与胃气上逆常互为因果，相并上冲，气机上逆导致呕吐、呃逆等。眩晕、中风、惊悸、不寐虽属肝风，但均与冲气上逆密切相关。

3. 冲脉之治，治法井然

张玉辉、于峥等归纳总结，指出治冲之法可分为平冲降逆（药物首选代赭石、半夏、竹茹、龙骨、牡蛎）、升提气机（药物如升麻、桔梗等）、调节脏腑三法。杨春华、吕丽撰文指出，张锡纯除创立安冲、镇冲、敛冲、降冲、平冲、调冲、固冲、清冲、温冲诸法外，但以补而敛之，镇而安之为贯穿其中的基本治则。此外，更辅以降逆安血、培本固冲、摄血调

张锡纯中西医汇通学派妇科对药

经，补破并用、调血理冲，补益相火、暖冲种子等治法，可谓丰富多彩，治法井然，堪为后学效法。王乐、杜松、赵凯维则撰文指出，张锡纯调冲种子治疗不孕症，效果显著。可分为治冲调经、毓麟有望，温冲暖宫、兰田种玉两法。钱虹指出，张锡纯对妇科杂病的论治，首重冲脉之调摄，以调摄冲脉为要旨，提出了妇女经闭，理冲为先，妇女血崩，固冲为本的治疗大法。其理冲、固冲、安冲、温冲之法之方，治法井然，方药完备，在学术界产生了深远的影响，为治疗妇科崩漏病做出了贡献。

二、方药运用，收效功著

由于张锡纯在妇科疾病的辨证论治中，特别强调冲脉的病因病机，故治冲调冲诸法，理法方药完善，收效亦殊。

1. 降逆安冲法

冲者，奇经八脉之一，其脉在胞室之两旁，与任脉相连，为肾脏之辅弼，气化相同，是以肾虚之人，冲气多不能收敛，而有上冲之弊。况冲脉之上系原隶阳明胃腑，因冲气上冲，胃腑之气亦失其息息下行之常，多见阻塞上冲之证；冲气上冲之证，固由于肾脏之虚，亦多由肝气恣横，素性多怒之人，其肝气之暴发，更助冲胃之气上逆，而见诸证。张锡纯认为，"人之血海，其名曰冲，在血室之两旁，与血室相通。……有任脉为之担任，督脉为之督摄，带脉为之约束，阳维、阴维、阳跷、阴跷为之拥护，共为奇经八脉。此八脉与血室，男女皆有……在女子则冲与血室实为受胎之处"，明确提出冲脉在女性月经方面的重要地位。在临证诊疗方面，张锡纯根据病因病机提出"治以敛冲、镇冲为主，而以降胃、平肝之药佐之"等一系列的治冲调冲方法，代表方剂如理冲汤等。国洪桥运用理冲汤加味治疗45例闭经患者，结果显示全部病例经过1~3个疗程治疗，除2人中途中断治疗外全部恢复月经，经随访2年未复发。理冲汤不但用于闭经的治疗，对于妇科其他疾病的治疗也取得了良好疗效。李冬华、张武芳等运用理冲汤治疗子宫肌瘤，观察发现理冲汤有效改善子宫肌瘤患者的临床症状，减小子宫肌瘤的体积，对患者的肝肾功能未见明显影响，得出理冲汤是治疗子宫肌瘤有效方剂的结论。只要切中病机，方药对应，理冲汤不仅在妇科疾病治疗方面疗效显著，对于一些内科疾病的治疗也有着明显的效果，如李鲜、胡茜茜等运用理冲汤加减治疗肝纤维化，通过理论分析和临床治疗观察，得出理冲汤治疗肝纤维化疗效确切的结论，为中医临床治疗肝纤维化提供了新的思路和方法。张玉峰、叶坤英等对102例非酒精性脂肪肝患者用加味理冲汤与西药对比治疗观察，结果证明加味理冲汤治疗非酒精性脂肪肝能够降低血脂，改善肝功能，减轻肝脏脂肪病变。理冲汤广泛应用于临床各种疾病，符合张锡纯衷中参西的思想，使中西医得以更好地汇通融合。

2. 固冲止崩法

关于女子血崩之症，张锡纯认为，此因肾脏气化不固，而冲任滑脱所致，有热者，有凉者，亦有大怒之后，肝气冲激血崩者，乃创制固冲汤一方，以固冲止崩。方药组成：炒白术一两，生箭芪、净萸肉、龙骨、牡蛎各六钱，生杭芍、海螵蛸（去甲）各四钱，茜草、棕边炭各二钱，煎汤送五倍子细末一钱。张锡纯遵《内经》之旨以制此方，方中多用涩补之品，以急则治标，此证确为危急之证，故急以涩补救其危；若其人暴怒，肝气郁结，不能上达，而转下冲肾关，致经血随之下注，其证初得，且不甚剧，实因肝气下冲，亦可用升肝理气之药，而以收补下元之药辅之。

张锡纯以固冲汤治疗血崩症的方法广泛应用于临床。张红旗、李全香等，通过加减固冲汤治疗 86 例崩漏患者，证明固冲汤对于崩漏治疗效果显著，全方各药能够达到标本兼治的功效，值得推广应用。申小静以固冲汤为基础，进行加减化裁，治疗排卵障碍性异常子宫出血，结论得出，加味固冲汤治疗排卵障碍性异常子宫出血疗效极佳，有良好的临床应用价值。余次碧、罗倩翊等通过固冲汤与灸法结合，认为隐白穴艾灸合固冲汤治疗脾虚型崩漏，与单纯服用固冲汤相比，起效更迅速，优势明显，可作为临床治疗脾虚型崩漏的首选止血治疗方法。孟庆哲分析了固冲汤加减治疗无排卵型功血的临床疗效结果，发现效果显著，可以有效帮助恢复卵巢排卵功能，且副作用更小，值得临床推广应用。江南观察固冲汤治疗脾虚型崩漏的疗效，认为对脾虚型绝经过渡期崩漏患者应用固冲汤加减治疗，不仅具有显著的止血效果，而且可以使患者的其他症状得以有效改善，且副作用较少，值得临床推广应用。

3. 养冲补肾安胎法

流产为妇人常有之病，张锡纯认为，或流产，或不流产，不仅与妊妇身体之强弱有关，实兼所受之胎善吸取其母之气所致，独创寿胎丸安胎养胎，以防其胎堕流产。张氏寿胎丸四药伍用，其治疗机理，取象比类，可谓特识。方中重用菟丝子，其断根之后，仍可寄于禾稼之上，取所托者之气化以自养之性，加强胎儿的自我吸养能力，菟丝子能补肾，平补阴阳，补肾益精，肾旺自能荫胎，以达固胎安胎之效，是补肾安胎的首选药物；桑寄生性平和，不温不燥，为补益肝肾、养血安胎之要药，助菟丝子补肾安胎；续断亦为补肾之药，而其节之断处，皆有筋骨相连，大有连属维系之意，补肾固精，助菟丝子、桑寄生补肝肾、固冲任，使胎气强壮；阿胶滋阴补肾，滋养阴血，使冲任血旺，血旺自能养胎，可使诸补肾药益肾而无温燥之弊。全方配伍严谨，不温不寒，补而不滞，诸药合用，可达到养冲、补肾、保胎、安胎、固胎、养胎六大功效。近年来，随着医学的不断发展，寿胎丸被广泛用于多种疾病的治疗，名方新用，疗效显著。

中医认为肾为先天之本，藏精，主生殖。妊娠的维系，与肾关系密切，而女子以血为本，精血同源，二者相互滋生、相互转化，精血的摄藏最终依赖于肾气的充盛。若肾气不足，胎失所系，可导致胎漏、胎动不安，甚或滑胎。张丽梅采用寿胎丸加减治疗早期先兆流产 50 例，药用菟丝子 20g，桑寄生 25g，川断 20g，阿胶（烊化）10g。气血虚弱者加党参 30g，熟地黄 30g，白术 15g，杜仲 25g，黄芪 40g；血热者加生地黄 25g，熟地黄 25g，白芍 20g，黄芩 15g。每日 1 剂，分 3 次温服，2 周为 1 疗程，观察 2 个疗程。结果：治愈 27 例，显效 10 例，有效 6 例，无效 3 例，总有效率 86.00%。李冬花治疗肾虚型自然流产患者 68 例，治疗组 34 例，以寿胎丸为基本方，用菟丝子 30g，桑寄生 20g，续断 20g，阿胶（烊化）10g；气虚者加党参 30g，另加黄芪 30~40g，腹痛严重者加炒白芍 30g；阴道出血量多者加侧柏叶 15g，桑叶 15g。对照组 34 例，给予黄体酮肌注和维生素 E 丸口服。两组均连续治疗两周为 1 疗程。结果：治疗组治愈 25 例，好转 7 例，未愈 2 例，总有效率 94.1%，明显优于对照组。肖世金、赵爱民撰文指出，现代研究认为流产的病因主要有染色体异常、生殖道解剖异常、内分泌失调、感染性疾病因素、血栓前状态、自身免疫因素等。李莹等用加味寿胎丸治疗青春期功能失调性子宫出血，本着"急则治标，缓则治本"的原则，运用塞流、澄源、复旧的方法。出血期治标以止血，药用：茜草 10g，乌贼骨 30g，女贞子 20g，仙鹤草 20g，鹿衔草 20g，煅龙骨（先煎）30g，煅牡蛎（先煎）30g，三七粉（冲服）3g，棕榈炭 15g。血止后治本，服用加味寿胎丸以益气补肾固冲、活血调经，药用：菟丝子 30g，续断 15g，桑寄生 15g，阿胶（烊化）10g，山茱萸 15g，巴戟天 30g，淫羊藿 15g。结果：治疗 32 例，治愈 20 例，好转 9 例，未愈 3 例，总有效率 90.6%。

4. 理冲化瘀法

张锡纯诊治妇科疾病善用活血化瘀方药。张锡纯认为，"女子癥瘕多因产后恶露未净，凝结于冲任之中，而流走之新血又日凝滞其上以附益之，逐渐积而为癥瘕矣"。若病程短，身体强壮，癥瘕未甚坚，依《金匮》之法，用下瘀血汤下之；若病程久，质坚硬，兼有经闭、食少，成劳瘵者，自拟理冲汤，补破之药并用，久积癥瘕，亦可徐徐消尽。医者调气行血，多用香附而不耐用三棱、莪术，恐其过于猛烈，却不知耗散气血，香附甚于三棱、莪术；若论消磨癥瘕，香附不及三棱、莪术。用三棱、莪术消冲脉中之瘀血，而既用参、芪诸药，保护气血，可使瘀血去，而气血不致耗伤。补药与活血之药相辅相成，党参和黄芪能补气，得三棱、莪术使所补之气得以运行，补而不滞，元气愈旺；元气既旺，则能鼓舞三棱、莪术之力以消除癥瘕，互为相助。张氏关于癥瘕补破治法的论述，夺人先声，颇有新意。朱耀、王寅等将理冲汤广泛应用于妇科疾病之中，治疗妇人月经先期、后期、无定期、闭经及经行腹痛、经行吐泻等月经前后诸证。张季林撰文称，周士源教授运用理冲汤治疗多种妇科疾病，如子宫肌瘤、腺肌症、卵巢过度刺激征、慢性盆腔炎、不全流产等多种病症，观察表明疗效显著，得到了西医的认可。邹小丽、李冬华通过从细胞外基质成分变化来研究观察理冲汤对子宫模型大鼠的影响，研究发现，理冲汤通过调控血清 LN 含量和子宫组织 IV 型胶原的表达，进而抑制肌瘤的生长。进一步证实了张锡纯的理冲化瘀法临床疗效的理论依据。

5. 温冲散寒，补肾养血法

张锡纯认为血海为冲，女子不育，多责之冲脉，郁者理之，虚者补之，风袭者祛之，湿盛者渗之，气化不固者固摄之，阴阳偏盛者调剂之。素无他病而不育者，大抵因相火虚衰，以致冲不温暖者居多。受《本经》紫石英"气味甘温，治女子风寒在子宫，绝孕十年无子"条文的启发，创制温冲汤，以治血海虚寒不育之病。方药组成：生山药八钱，当归身四钱，乌附子二钱，补骨脂三钱，炒小茴香二钱，核桃仁二钱，煅紫石英八钱，真鹿角胶二钱。寇子祥撰文指出，陈宝贵认为此方具有温冲散寒、补肾养血之功。方中用附子、肉桂、炒小茴香温冲散寒；山药、煅紫石英、核桃仁补肾填精；当归、鹿角胶养血。全方用药精当，紧扣冲寒不孕病机，用之对证，确有良效。张珊华、杨锦清等对76例黄体功能不全型不孕患者采用温冲汤与西药治疗对比，结果显示，温冲汤在黄体功能不全所致不孕症治疗中有显著疗效。汤传梅对黄体功能不全进行进一步研究，将68例黄体功能不全性不孕症患者随机分成对照组和观察组，每组34例，对照组采用氯米芬治疗，观察组予以温冲汤治疗，全程记录两组患者各项有效指标。结果显示，温冲汤治疗黄体功能不全所致不孕症有显著的临床疗效，值得临床大力推广与应用。

6. 治冲对药，屡出新意

刘建认为张氏党参和代赭石配伍，两药一温一凉、一升一降，升补相使，相反相成，补气降逆固脱，凉血安冲，催生之功益彰，并言"参之性补而微升，唯与赭石并用，其补益之力直达涌泉"。吴红彦、徐厚谦认为，张锡纯将三棱和莪术配合使用，两药性味和平，能使瘀血癥积徐徐消除，并非猛烈建功，凡气血凝滞之胁肋疼痛、胃脘疼痛、妇女癥瘕经闭等症均可放胆用之。其创立的金铃泻肝汤、理冲汤等均以此对药组方。同时张氏龙骨和牡蛎配合使用，两药相互促进，具有敛正祛邪、收敛固脱、涩精止血、止带之功。

张锡纯人参、山药并用，一补助气分，一峻补真阴，山药汁浆液多，擅滋脏腑之阴，且二者同用，一气一阴，一补一固，除补气生津外，又具补肾敛冲之功。

综上所述，张锡纯妇科疾病冲脉理论的阐发和运用源于《内》《难》，旁搜诸家，夺人耳目，标新立异。其创立的冲脉理论和治冲诸法对妇科疾病及中医临床诸科用药具有重要的现实指导意义。

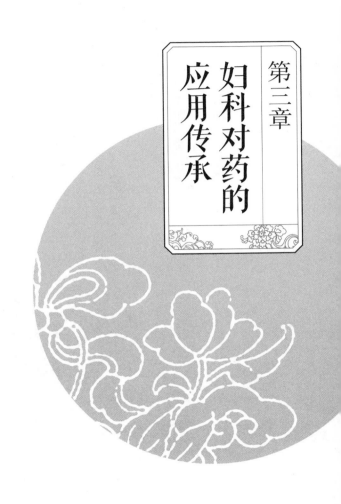

第三章

妇科对药的应用传承

第一节
传承规律与特色

一、张锡纯妇科对药运用特色

1. 注重冲脉，补敛相合

张锡纯治疗妇科病，注重冲脉，多采用补敛相合类对药配伍运用，或补敛相合，补肾敛冲，或补降相合，相互制约，或补降调和，降胃安冲，或敛降结合，降逆安冲，或相互为用，降逆平冲，或敛降并举，平胃安冲，或敛补建功，敛脱固冲。同时又有补气降冲、补气敛冲、补气固冲之别。张氏补敛相合、治冲安冲对药的配伍运用规律独树一帜，迭出新意。

2. 顾护脾胃，补润并施

张锡纯对妇科疾病的辨治，注重顾护脾胃，调冲安冲，多以补润并施类对药配伍应用，或温凉相调，相互为用，或气阴同治，补固并重，或气血双调，以资化源，或补消相合，资生通脉，或金水相生，肺肾双补，或凉润相济，寒温同施，或相须相使为用，或药用食疗并存，从而又有温补、滋补、平补、清补之别。可谓匠心独运，法度井然。

3. 收敛固涩，金石镇潜

纵观张锡纯妇科疾病的治疗，亦多以收敛固脱、金石镇潜类对药取效。赏析其配伍规律，或相须为用，相互促进，或相使为用，增强功效，其中又有固涩同伍、重镇同伍、敛涩同伍、补涩同伍、收敛兼融之别。张锡纯收敛固涩、金石镇潜类对药的配伍运用特色别具一格，功效卓然。

4. 有情之品，补肾养血

张锡纯治疗妇科疾病时，擅用血肉有情之对药补肾养血、益阴安胎，以收功效。或相须为用，阴血同治，补肾安胎；或相辅相成，温肾暖宫，温冲益精；或相互制约，相互促进，养血息风。

5. 大气下陷，补气固脱

张锡纯尤重大气学说，首倡补气升陷法，创立升陷汤，以黄芪为主药，与知母、柴胡、桔梗、升麻并用补气升陷，治疗胸中大气下陷；或治疗妇科诸般疾病，效果彰彰。其中，或补气固脱，或补气固涩，或补气疏肝，或补气滋阴，或补气消瘀，或补气通乳，因证立法，方随法施，药随方遣，治法井然。

二、柳学洙妇科对药运用特色

1. 崇尚脾土，甘淡培健

张锡纯言："脾阴足，自能灌溉诸脏。"其又引《素问·刺法论》云："欲令脾实……宜甘宜淡。"因此，柳学洙受张锡纯影响，在妇科疾病的治疗中，尤擅甘淡培健类对药的配伍运用，或相须为用，健脾调经，或相互促进，健脾补气，或相使为用，健脾止带，或补渗相合，健脾渗湿，或气阴双补，培土益阴，或药食并用，滋阴固下，其中，又有清补、平补、甘补、食补之分。且喜用山药配伍组方，由是可见，此得力于张锡纯善用山药之传。

2.尤重大气，补气固脱

临床中，柳学洙受老师张锡纯大气学说和升陷固脱理论的影响，尤其重视补气固脱、敛肝固脱，补脾固脱、收敛固脱对药的运用。如参芪伍用，生山药、净萸肉相伍，人参、净萸肉配伍，龙牡相配，五倍子、刺猬皮配伍，赤石脂、石榴皮合用，治疗崩漏、血脱等症，效果显著。其中，又有补气升陷、补脾固肾、补肝健脾、收涩固崩之别。其继承和发扬了张锡纯之学。

3.收敛固脱，标本兼治

柳学洙治疗崩漏、滑脱、带下之症常煅龙骨、煅牡蛎相伍，相须为用，取其收敛固涩之功。柳学洙灵活化裁，生用效宏，则生用取效；煅则收功，则煅用入药。柳学洙固脱诸法，承张锡纯之旨，一脉相承，随证而参，收效为上。其收敛固脱治法始终贯穿其中，充分体现了张锡纯中西医汇通派衣钵相传的学术思想核心。

4.塞流澄源，化瘀止血

在月经先期、崩漏等症的治疗中，柳学洙远绍《内经》，近崇锡纯，常用海螵蛸、茜草炭伍用，取效甚捷。此皆效法《内经》之四乌贼骨一芦茹丸意，锡纯先师亦常用之取效。而柳学洙灵活化裁，以茜草炭易茜草。盖茜草炭苦寒泄降，凉血化瘀止血，二者伍用，活血而不留瘀，开通兼具收涩，相得益彰。张锡纯尤喜用生龙骨、生牡蛎，柳氏师其意而不泥，治疗崩漏、滑脱、带下之症常煅龙骨、煅牡蛎相伍，相须为用，取其收敛固涩之功。

从柳学洙妇科病常用对药的运用规律上可以看出，其重视脾土学说，喜用甘淡培健之品，尤重补气固脱、开通收涩并用。由是可见，柳学洙继承和丰富了张锡纯学术思想及妇科对药运用特色。

三、陈宝贵妇科对药运用特色

陈宝贵传承和发扬了张锡纯、柳学洙的学术思想和用药特色，尤其是运用对药遣方治疗妇科疾病，取效尤捷。

1. 注重肝气，疏肝敛肝

受张锡纯和柳学洙病机理论的影响，陈宝贵临证中，在对药的运用方面多有发挥和创新。如柴芍合用、散敛相合、体阴用阳、疏肝行气、柔肝敛肝。香附、郁金伍用，相须为用，相互促进，疏肝解郁，行气散结，调经止痛。山茱萸、山药合用，敛补建功，补脾固肾，敛肝固脱。柴胡、升麻，相须为用，相得益彰，升举肝气，升阳举陷。其中，又有疏肝、柔肝、补肝、敛肝、升肝之别，陈宝贵强调指出，柴胡疏肝时用量 8~12g，柴胡升肝时用量 6~8g，此皆临证经验心得，更是传承了张锡纯升陷汤的衣钵。

2. 收敛固涩，标本兼治

临证中，陈宝贵每遇崩漏、带下急症，常标本兼治，收效亦殊；或龙牡用煅，相须为用，收敛功大。或相辅相成，收敛止血；或酸敛固涩，止血固崩；或用金石镇敛，或用炭类止血。其中，海螵蛸、茜草伍用，治疗崩漏、带下等症，在张锡纯中西医汇通学派妇科对药学术传承中，可谓源于《内经》，彰于锡纯，承于学洙，臻于宝贵。

3. 气血并施，活血调经

陈宝贵继承了张锡纯和柳学洙先生的药物运用经验，临证中善用气血并施、活血调经类对药治疗月经不调、痛经、闭经、癥瘕、乳癖等症，效果显著。其中，或寒温并用，活血通经；或相须为用，活血祛瘀；或相互促进，活血散瘀；不一而足。

4. 母子同治，补肾安胎

陈宝贵治疗滑胎病时，受张锡纯寿胎丸治疗滑胎理论的启发，继承发展了滑胎的治疗对药，拟创了寿胎加味丸，收效尤捷。其中，或相须为用，固系肾气；或母子同治，肾旺荫胎；或滋阴养血，顾护胎元；或健脾补肾，益精安胎。喜用、重用菟丝子、桑寄生、续断、阿胶、女贞子、旱莲草、杜仲、补骨脂之品。以达母子同治，子吸母气，子健胎固，顾护胎元，补肾安胎之效。

第二节
传承的现实意义

一、薪火相传，学术相继

张锡纯中西医汇通学派是中医药发展史上极具学术影响力的学术流派之一。陈宝贵则成为这一流派传承的中坚力量和代表人物，陈宝贵教授又指导和培养了很多学生和弟子，这些弟子和学生受之影响，突出中西医结合治疗疾病优势，在各自学科领域及理论上寻找中西医两者的融合点，探索理论上的创新，使该流派学术传承薪火相继，余绪相承，且在妇科病治疗中对药的运用研究方面继承创新，多有发挥。

受张锡纯行医轨迹的影响，张锡纯中西医汇通学派和其他学术流派不同的是，该流派学术传承形成了以天津、河北两地为中心的主要传承脉络，学术影响遍及大江南北，远播东南亚。

综上所述，可以看出张锡纯中西医汇通学派妇科对药学术传承发展，薪火相继，形成了以张锡纯—柳学洙—陈宝贵—陈宝贵学生及弟子为代表的学术传承体系。几代传承人学术特色各有千秋，以"治冲安冲"理论及"治冲安冲"对药为主要传承理论体系，以"大气学说"理论及"补气固脱"诸法为主要传承创新治疗大法，提出了"补气固脱，敛肝固脱""补脾固脱，收敛固脱""母子同治，补肾安胎"的创新治法及别具一格的对药临床运用。因此，该流派以学术理论标新立异、临床疗效彰彰而卓然于杏林。

二、传承创新，意义深远

张锡纯中西医汇通学派是极具传承特色的学术流派，近年来，对该流派的学术研究方兴未艾，以张锡纯—柳学洙—陈宝贵—陈宝贵弟子及学生为传承脉络的研究团队较为突出，形成了中西医并进的学术体系，这也是受张锡纯晚年在天津行医的影响。其他国内研究者也齐头并进，各有特色。

张锡纯、柳学洙、陈宝贵在运用对药治疗妇科疾病的临证中，学术特色鲜明、学术经验宏富、配伍规律井然，形成了独树一帜的张锡纯中西医汇通学派妇科对药运用传承脉络体系。因此，研究、探索、整理、总结张锡纯中西医汇通学派妇科对药运用配伍规律、学术经验，对指导中医临床用药，提高中医妇科临床疗效具有重要的现实意义。

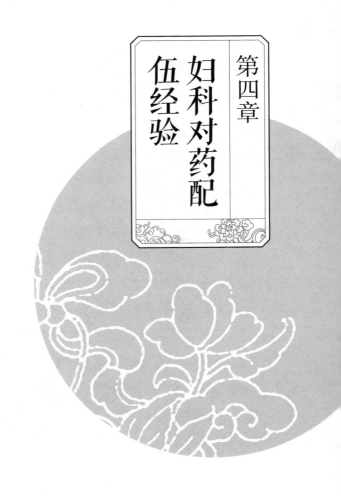

第四章
妇科对药配
伍经验

第一节
张锡纯妇科对药配伍经验

张锡纯作为近代中西医汇通流派的一代宗师，在对药的配伍运用方面，颇多新意，屡有创见；而在妇科疾病对药的运用方面则新意迭出，疗效尤佳。

一、经行吐衄（倒经病）对药

1. 人参　麦冬

人参大补中气，补脾益肺，为补肺之主药；麦冬养阴润肺，益胃生津，为润肺之要品；人参补肺有助肺热还伤肺之虞，有麦冬以佐之，则转能退热。二者伍用，一补一润，一温一凉，补气生津之功更著，且清心除烦，又有补气宣阳利水之用。

主治：妇女倒经，气弱不能宣通，小便不利。

张锡纯二药伍用治疗倒经，取其清心除烦，以防经水上逆之势。

2. 人参　山药

人参、山药并用，一补助气分，一峻补真阴。山药汁浆液多，擅滋脏腑之阴，即以溉周身之液，张氏认为其收涩也，能助人参以补气；其气味甘温，又能固下焦气化也；而兼有收摄之功。人参以总提气化，而斡旋之也。人参回阳，山药滋阴，又能温固下焦，滋补真阴。山药可协同人参以回肾气之下趋，使之上行也。且二者同用，一气一阴，一补一固，除补气生津外，又具补肾敛冲之功。

主治：妇女倒经、吐衄证。

张锡纯以二者配伍取其滋阴固下、补肾敛冲之功，以敛冲中上冲之血。

3. 麦冬 半夏

麦冬，味甘，性凉，益胃生津，养阴润肺，定喘宁嗽，即引肺气清肃下行，通调水道以归膀胱，升降濡润之中兼具开通之力；半夏，味辛，性温，力能下达，降胃安冲止呕吐，能引肺中、胃中湿痰下行，纳气定喘。二药相伍，一寒一温，一润一燥，一肺一胃，化痰平喘，降胃安冲之功益彰。

主治：妇女倒经。

4. 山药 半夏

山药在上大能补肺生津，则多用半夏不虑其燥，在下大能补肾敛冲，则冲气得养。半夏，味辛，性温，有毒，降胃安冲。二药参合，补降结合，一敛一降，降逆安冲之功益彰。

主治：妇女倒经。

药物制法上，张锡纯强调：上二味，先将半夏用微温之水淘洗数次，不使分毫有矾味。用做饭小锅（勿用药甀）煎取清汤约两杯半，去渣调入山药细末，再煎两三沸，其粥即成（薯蓣半夏粥），和白砂糖食之。若上焦有热者，以柿霜代砂糖，凉者用粥送服干姜细末半钱许。

张锡纯对于倒经的病因病机更有阐发：妇女倒经之证，陈修园《女科要旨》借用《金匮》麦门冬汤，可谓特识。然其方原治"火逆上气，咽喉不利"。今用以治倒经，必略为加减，而后乃与病证吻合也。

或问：《金匮》麦门冬汤所主之病，与妇人倒经之病迥别，何以能借用之而有效验？答曰：冲为血海，居少腹之两旁。其脉上隶阳明，下连少阴。少阴肾虚，其气化不能闭藏以收摄冲气，则冲气易于上干。阳明胃虚，其气化不能下行以镇安冲气，则冲气亦易于上干。冲中之气既上干，冲中之血自随之上逆，此倒经所由来也。麦门冬汤，于大补中气以生津液中，用半夏一味，以降胃安冲，且以山药代粳米，以补肾敛冲，于是冲中之气安其故宅，冲中之血自不上逆，而循其故道矣。特是经脉所以上行者，固多因冲气之上干，实亦下行之路，有所壅塞。观其每至下行之期，而后上行可知也。故又加芍药、丹参、桃仁以开其下行之路，使至期下行，毫无滞碍。是以其方非为治倒经而设，而略为加减，即以治倒经甚效，愈以叹经方之涵盖无穷也。

又喻嘉言赞麦门冬汤中用半夏曰："于大建中气，大生津液中，增入半夏之辛温一味，以利咽下气，此非半夏之功，实善用半夏之功也。"

5. 山药　人参

山药，色白入肺，味甘归脾，液浓益肾；人参，味甘，性温，大能补助气分。山药收涩之性，能助人参以补气，且其汁浆稠黏，能滋下焦真阴，又能济参之燥性。山药以壮真阴之渊源，人参以培元气之根本。山药固摄气化，人参总提气化，二药并用，相互协同，健脾补气，滋阴固下，补肾敛冲。

主治：倒经。

二、闭经病对药

1. 山药　白术

山药，滋胃之阴，俾其酸汁多生；白术，健脾之阳，使之润动有力。山药滋胃阴，胃汁充足，自能纳食；白术健脾阳，脾土健壮，自能助胃。二药相伍，一滋阴，一助阳，阴阳协调，相互促进，补而不腻，温而不燥，温补脾胃，健脾滋阴。

主治：劳瘵羸弱已甚，饮食减少，亦治女子血枯不月。

生山药，即坊间所鬻之干山药而未经火炒者也。然此药坊间必炒熟，然后鬻之，以俗习所尚使然也。而此方若用炒熟山药，则分毫无效。

2. 山药　龙眼肉

山药，味甘归脾，滋阴补脾胃；龙眼肉，味甘，气香，性平，液浓而润，为心脾要药。龙眼肉能滋补脾血（味甘归脾），强健脾胃（气香能醒脾）。二药相伍，质浓而润，以滋胃之阴，俾其酸汁多生，资生化源，故有补脾滋血、健胃之效。

主治：室女月闭血枯，饮食减少。

3. 山药　鸡内金

山药以滋胃之阴，胃汁充足，自能纳食（胃化食赖有酸汁）。鸡内金为鸡之脾胃，中有瓷、石、铜、铁，皆能消化，其善化有形郁积可知。且其性甚和平，兼有以脾胃补脾胃之妙，故能助健补脾胃之药，特立奇功，迥非他药所能及也。生山药汁浆稠黏，能滋下焦真阴，其气味甘温，又能固下焦气化也。鸡内金，其健运脾胃之力，既能流通补药之滞，其收涩膀胱之力，又能逗留热药之性也。还能化饮食中糖质为津液。此药能化瘀血，又不伤气分也。二药参合，一补一消，补消结合，共奏滋补脾胃，资生通脉之功。

主治：羸弱已甚，饮食减少，亦治女子血枯不月，妇女经闭不行，一切脏腑癥瘕、积聚、气郁、脾弱、满闷、痞胀、不能饮食。

张锡纯谓："不但能消脾胃之积，无论脏腑何处有积，鸡内金皆能消之，是以男人疝癖、女子癥瘕，久久服之皆能治愈。又凡虚劳之证，其经络多瘀滞，加鸡内金于滋补药中，以化其经络之瘀滞而病始可愈。至以治室女月信一次未见者，尤为要药。盖以其能助归、芍以通经，又能助健补脾胃之药，多进饮食以生血也。"

4. 山茱萸　山药

山茱萸补肝敛肾，封固肾关，且敛肝气之脱；山药峻补真阴，补脾固肾，又能温固下焦气化也。二药伍用，敛补建功，相得益彰，其滋阴补虚，补脾固肾，敛肝固脱之力增强。

主治：室女月闭血枯。

5. 三棱　莪术

三棱，气味俱淡，微有辛意；莪术，味微苦，气微香，亦微有辛意。二药性皆微温，为化瘀血之要药。张氏谓："化血之力三棱优于莪术，理气之力莪术优于三棱。"张氏于破血药中，独喜用三棱、莪术者，诚以其既善破血，尤善调气。补药剂中以为佐使，将有瘀者瘀可徐消，既无瘀者亦可借其流通之力以行补药之滞，而补药之力愈大也。且二者能消冲中瘀血，善理肝胆之郁，善开至坚之结。二药伍用，气血双施，相须为用，破血消癥，行气止痛，运化药力。

主治：妇女经闭不行，或产后恶露不尽，结为癥瘕。亦治室女月闭血枯。并治一切脏腑癥瘕、积聚、气郁、脾弱、满闷、痞胀、不能饮食。

张锡纯谓："三棱、莪术，若治陡然腹胁疼痛，由于气血凝滞者，可但用三棱、莪术，不必以补药佐之，若治瘀血积久过坚硬者，原非数剂所能愈，必以补药佐之，方能久服无弊。或用黄芪六钱，三棱、莪术各三钱，或减黄芪三钱，加野台党参三钱，其补破之力皆可相敌，不但气血不受伤损，瘀血之化亦较速，盖人之气血壮旺，愈能驾驭药力以胜病也。"又说："三棱气味俱淡，微有辛意，莪术味微苦，气微香，亦微有辛意，性皆微温，为化瘀血之要药。以治男人疝癖，女子癥瘕，月闭不通，性非猛烈而建功甚速。其行气之力，又能治心腹疼痛，胁下胀疼，一切血凝气滞之证。若与参、术、芪诸药并用，大能开胃进食，调血和血。"

6.水蛭 黄芪

水蛭破瘀血，而不伤新血，味咸专入血分，于气分丝毫无损。且色黑下趋，又善破冲任中之瘀，张氏谓："盖其瘀血者乃此物之良能。且服后腹不觉疼，并不觉开破，而瘀血默消于无形。"黄芪补气生血，兼能升气，能胜攻伐矣。二药并用，一补一破，一气一血，相互制约，相互促进，补气破血消瘀之功益彰。

主治：妇女经闭不行，或产后恶露不尽，结为癥瘕。亦治室女月闭血枯，并治男子劳瘵，一切脏腑癥瘕、积聚、气郁、脾弱、满闷、痞胀。

《本经》水蛭文中"无子"二字，原接上文"主"字，一气读下，言能主治妇女无子也。盖无子之病，多因血瘀冲中，水蛭善消冲中瘀血，故能治之。而不善读《本经》者，恒多误解。友人韩厘廷治一少妇，月信不通，曾用水蛭。后有医者谓，妇人服过水蛭，即终身不育，病家甚是懊悔。后厘廷闻知，向愚述之。愚曰：水蛭主治妇人无子，《本经》原有明文，何医者之昧昧也。后其妇数月即孕，至期举一男，甚胖壮。

近世方书，多谓水蛭必须炙透方可用，不然则在人腹中能生殖若干水蛭害人，诚属无稽之谈。曾治一妇人，经血调和，竟不产育。细询之，少腹有癥瘕一块。遂单用水蛭一两，香油炙透，为末。每服五分，日两次，服完无效。后改用生者，如前服法。一两犹未服完，癥瘕尽消，逾年既生男矣。此后屡用生者，治愈多人，亦未有贻害于病愈后者。

7. 白术　鸡内金

白术，味苦微甘微辛，善健脾胃，消痰水，止泄泻；鸡内金，健运脾胃，善化郁积，能消瘀血。张氏谓："白术以健胃之阳，使之润动有力（饮食之消亦仗胃有润动）。鸡内金原含有酸汁，且能运化诸补药之力，使之补而不滞。"张氏又言："白术纯禀土德，为健补脾胃之主药，然土性壅滞，故白术多服久服，亦有壅滞之弊，有鸡内金之善消瘀积者以佐之，则补益与宣通并用。俾中焦气化，壮旺流通，精液四布，清升浊降，痰之根柢蠲除矣。"二药相伍，一补一消，补中有宣，健补脾胃，消瘀化积之功益著。

主治：劳瘵羸弱已甚，饮食减少，亦治女子血枯不月。

8. 白术　龙眼肉

白术，味苦微甘微辛，性温而燥，气香不窜，善健脾胃，消痰水，止泄泻；龙眼肉，味甘能补脾，气香能醒脾，诚为脾家要药，且心为脾母，龙眼肉色赤入心，又能补益心脏，俾母旺自能荫子也。白术健脾之阳，使之健运有力；龙眼肉滋胃之阴，俾其酸汁多生；二药参合，一补气一补血，健脾止泻，补气生血作用增强。

主治：室女月闭血枯，饮食减少。

9. 黄芪　三棱　莪术

黄芪补气固元，顾护气血，托疮生肌；三棱、莪术为化瘀血要药，性非猛烈而建功甚速，既善破血，又善调气，能使一身气血畅通，瘀滞尽去。三棱化血之力优，莪术行气之功强，张氏谓："二者相近和平，而以治女子瘀血，虽坚如铁石亦能徐徐消除。"三药并用，补破双施，补而不滞，破而无损，开胃健脾，脾胃健壮，运化药力，补气化瘀，破血消癥，善理肝胆之郁，善开至坚之结。

主治：妇女经闭不行，或产后恶露不尽，结为癥瘕，亦治室女月经血枯。

10. 黄芪 白术

黄芪，补气升阳，益卫固表，利水消肿，托疮生肌；白术，具土德之全，为后天资生之要药，补气健脾，燥湿利水，固表止汗，安胎。白术健脾之功，能助黄芪资生大气；黄芪升调之性，可防白术填生壅滞。黄芪以补大气，固皮毛为主；白术以健脾胃，实肌肉为要。二者相伍，相须为用，相辅相成，相得益彰，补气健脾，益卫固表。

主治：妇女经闭不行或经水行时多而且久，过期不止或不时漏下或血崩。

三、月经不调病对药

1. 甘草 知母

甘草补肺益气，清热解毒，祛痰止咳；知母清热泻火，滋阴润燥。二药相伍，平寒协调，甘苦化阴，补肺益气，清金解毒，清润化痰作用增强。

主治：妇女月事不调，经水短少，寒热往来。

张锡纯玉烛汤，治疗妇女寒热往来，或先寒后热，汗出而解，或月事不调，经水短少。方中对于知母、甘草之用曾有论述："然血随气行，气郁则血必瘀，故寒热往来者，其月事恒多不调，经血恒多虚损，用当归以调之，地黄以补之，知母、元参与甘草甘苦化阴以助之，则经血得其养矣。"

2. 生地黄　白芍

生地黄最善清热，凉血生新，泻火滋阴；白芍滋阴养血，退热除烦，能收敛上焦浮越之热，使其下行自小便泻出，为阴虚有热小便不利之要药。二药相伍，清热利尿，滋阴养血止血作用增强。

主治：妇女经水行时多而且久，过期不止或不时漏下。

3. 黄芪　生地黄

黄芪为气分之主药，补气更能升气，且有益肺之功；生地黄清热凉血，养阴生津。黄芪功擅升脾气散精以达肺；生地黄效能助肾阴上潮以润肺。二药配伍，一温一寒，一气一血，温凉相济，燮理阴阳，补气益肺，养阴生津。

主治：妇女寒热往来或月事不调，经水短少。

4. 黄芪　当归

黄芪补气升阳，益卫固表，利水消肿，托疮生肌，张氏谓："黄芪不但补气，实兼能治大风也。又善治肢体痿废，其升补之力，尤善治流产崩带。"当归补血、活血，调经止痛，宣通气分。黄芪性温升发，同气相求以补肝气，当归性温液浓，养血柔肝以复肝气；黄芪得当归之宣通使气血各有所归，当归借黄芪之升补使气旺而能血活。二药并用，一气一血，气血兼治，相互促进，相辅相成，相得益彰，内润脏腑，外运肌表，补气生血活血，和血息风，补肝调肝，调经固崩。

主治：妇女月事不调，经水短少或乳少由于气血虚者，或妇女阴挺，肝气虚弱，郁结不舒，或产后下血之证。

5. 黄芪　知母

黄芪甘温，质轻升浮，补脾益肺，升阳举陷；知母苦寒，质润液浓，既升又降，养肺胃之液，滋阴降火，润燥滑肠。张氏认为："黄芪温升补气，乃将雨时上升之阳气也；知母寒润滋阴，乃将雨时四合之阴云也。二药并用，大具阳升阴应，云行雨施之妙。况黄芪大补肺气以益肾水之上源，使气旺自能生水，而知母又大能滋肺中津液，俾阴阳不至偏胜，而生水之功益普也。"以知母之凉润，济黄芪之温热，是张氏伍用的主要目的。二者配伍，一温一寒，温补凉润，相辅相成，而有益气养阴，滋阴清热，升阳之妙用。

主治：妇女寒热往来或月事不调，经水短少，或经闭不行等症；或产后少乳证属气血虚弱者；或妇女阴挺；亦治肝气虚弱，郁结不舒。

6. 乳香　没药

乳香辛温香窜，善透窍以理气，能于血中行气，舒筋活络，消肿止痛；没药味辛性温，功擅化瘀理血，消肿痛。乳香以行气活血为主，没药以活血散瘀为要。二药参合，气血兼顾，相须为用，取效尤捷，共奏宣通脏腑，流通经络，活血祛瘀，消肿止痛，敛疮生肌之功。

主治：女子经血不畅，行经腹痛、产后腹痛，月事不以时下，疝癖、癥瘕。

四、崩漏病对药

1. 黄芪　龙骨　牡蛎

黄芪补大气，疏肝气，升清阳；龙牡镇肝敛冲，安魂定魄，收敛固涩；况龙骨善化瘀血，牡蛎善消坚结，二者敛正气而不敛邪气，开通化滞寓于收敛之中，可防黄芪升补致气血妄行之弊，又可辅黄芪收摄大气之力，还可使血之未离经者，永安其宅，血之已离经者，尽化其滞，可谓一举三得。三药并用，升补与固涩并存，开通并收敛兼融，其补气疏肝，消癥软坚，升陷止遗，固冲止血之功益彰。

主治：妇女经水行时多而且久，过期不止或不时漏下，或血崩证。

张锡纯云："或问：龙骨、牡蛎为收涩之品，兼胁下胀疼者，何以加此二药？答曰：胁为肝之部位，胁下胀疼者，肝气之横恣也，原当用泻肝之药，又恐与大气下陷者不宜。用龙骨、牡蛎，以敛戢肝火，肝气自不至横恣，此敛之即以泻之，古人治肝之妙术也。且黄芪有膨胀之力，胀疼者原不宜用，有龙骨、牡蛎之收敛，以缩其膨胀之力，可放胆用之无碍，此又从体验而知者也。"

2. 山茱萸　龙骨

山茱萸，味酸性温，大能收敛元气，振作精神，固涩滑脱；龙骨，味淡微辛，性平，质最黏涩，具有翕收之力，故能收敛元气，镇安精神，固涩滑脱。二药伍用，性皆收涩，其平肝潜阳，固涩收敛，安神定志之功益彰。

主治：妇女血崩等症。

张锡纯云："龙骨入肝以安魂，平肝潜阳，收敛建功，俾其阴阳固结，不但元阳不复上脱，真阴亦永不下脱矣。大能收敛心气之耗散，并三焦之气化亦可因之团聚，且性皆收涩，又兼具开通之力，故能补肺络与胃中血管，以成止血之功。而又不至有遽止之患，致留瘀为恙也。"

3. 山茱萸　牡蛎

山茱萸，味酸性温，大能收敛元气，振作精神，固涩滑脱；牡蛎，味咸而涩，性微凉，平肝潜阳，收敛建功。二药伍用，性皆收涩，其平肝潜阳，固涩收敛，安神定志之功益彰。

主治：妇女血崩等症。

4. 白芍　牡蛎

白芍，味苦微酸，性凉多液，善滋阴血，退热除烦，能收敛上焦浮越之热，使其下行自小便泻出，能入肝以生肝血，又善泻肝胆之热。牡蛎，味咸而涩，性微凉，能软坚化痰，止呃逆，固精，治女子崩带；其咸寒属水，以水滋木，则肝胆自得其养；且其性善收敛有保合之力，则胆得其助而惊恐自除，其质类金石有镇安之力，则肝得其平而恚怒自息矣。白芍苦降戢敛可助牡蛎之潜降，前者清热利便，后者敛正固脱，二药伍用，相互促进，镇肝息风，滋阴潜阳，收敛固脱，清热利湿。

主治：妇女血崩；或经水行时多而且久，过期不止或不时漏下。

5. 代赭石　磁石

代赭石色赤性凉，生血凉血，既能补血中铁质，以与人身元气相系恋；磁石质重沉降，益肾纳气，且色黑入肾，黑能止血。二者同用，重坠止血，实有相得益彰之妙。故张方舆氏谓："药虽平易，而中含科学原理甚矣。中医之理实包括西医，特患人不精心以求之耳。"

主治：妇女崩漏等症。

6. 黄芪　山茱萸

黄芪补气升阳，健脾益肺，固表；山茱萸大能收敛元气，补益肝肾，固涩滑脱，因得木气最厚，收涩之中兼具调畅之性，故又能通利九窍，流通血脉。前者甘温升发，以补气升阳举陷为主；后者味酸收敛，以补益肝肾固涩为要。二药伍用，相互促进，益气固肾，敛阴止汗，救亡固脱，固冲任力量增强。

主治：妇女血崩等症。

山茱萸，张锡纯认为："敛正气而不敛邪气，与他酸敛之药不同，是以《本经》谓其逐寒湿痹也。其核与肉之性相反，用时务须将核去净，近阅医报有言核味涩，性亦主收敛，服之恒使小便不利，椎破尝之，果有涩味者，其说或可信。"

五、带下病对药

1. 龙骨　牡蛎

龙骨质最黏涩，具有翕收之力，故能收敛元气，镇安精神，固涩滑脱；其性又善利痰，其味微辛，收敛之中仍有开通之力。牡蛎能软坚化痰，善消瘰疬，止呃逆，固精，其咸寒属水，以水滋木，则肝胆自得其养，且其性善收敛有保合之力，则胆得其助而惊恐自除，其质类金石有镇安之力，则肝得其平而恚怒自息矣。且二药敛正气而不敛邪气，开通化滞又寓于收敛之中，龙骨益阴之中能潜上越之浮阳，牡蛎益阴之中能摄下陷之沉阳。二药伍用，相互促进，敛正祛邪，安魂定魄，镇肝敛冲，益阴潜阳，开通化滞，软坚散结，宁心固肾，安神清热，收敛固脱，涩精止血、止带之力益彰。

主治：崩漏、带下诸症。

2. 海螵蛸　茜草

海螵蛸收敛止血，止泻，固精止带，又能消瘀；茜草凉血止血，行瘀通经。二药虽为开通之品，而实具收涩之力，海螵蛸以收为主，茜草以行为要。二药伍用，一涩一散，一止一行，动静相合，相反相成，化其凝滞而兼能固其滑脱，共收止血而不留瘀，活血而不耗血之妙。

主治：妇女血崩，经水行时多而且久，过期不止或不时漏下者；妇女赤白带下。

海螵蛸、茜草伍用，出自《素问·腹中论》四乌贼骨一芦茹丸，治伤肝之病，时时前后血。方用乌贼骨四，芦茹一，丸以雀卵，如小豆大，每服五丸，鲍鱼汤送下。乌贼骨即海螵蛸，芦茹即茜草，详阅诸家本草，载此二药之主治，皆谓其能治崩带，是与《内经》用二药之义相合也。

六、滑胎病对药

1. 续断　阿胶

续断为补肾之药，调冲任、止血安胎。张氏云："而其节之断处，皆有筋骨相连，大有连属维系之意。""阿胶系驴皮所熬，最善伏藏血脉，滋阴补肾，故《本经》亦载其能安胎也。"二药参合，补肾固胎之功益著。

主治：滑胎。

2. 续断　桑寄生

续断为补肾之药，调冲任、止血安胎。桑寄生有养血、强筋骨、补肝肾、固冲任之效。故二药并伍，补肾固胎，升补肝气，固精止遗之功增强。

主治：滑胎或肾虚小便遗精白浊。

或问：《本经》谓桑寄生能治腰疼，坚齿发，长须眉，是当为补肝肾之药，而谓其能补胸中大气何也？答曰：寄生根不着土，寄生树上，最善吸空中之气以滋生，故其所含之气化，实与胸中大气为同类。尝见有以补肝肾，而多服久服，胸中恒觉满闷，无他，因其胸中大气不虚，故不受寄生之补也。且《本经》不又谓其治痈肿乎？然痈肿初起，服之必无效，惟痈肿溃后，生肌不速，则用之甚效。如此而言，又与黄芪之主痈疽败证者相同，则其性近黄芪更可知也。

七、妊娠恶阻病对药

半夏　代赭石

半夏味辛性温，凡味辛之至者，皆禀秋金收降之性，故力能下达，降胃安冲，能引肺中、胃中湿痰下行，纳气平喘，止吐衄；代赭石涩赤，性微凉，生血兼能凉血，其质重坠，善镇逆气，降痰涎，止呕吐，通燥结。张锡纯云："二药并用，既善理痰，又善镇气降逆也。"故二者相伍，相须为用，降逆平冲，清痰理气，止血止呕之功益显。

主治：恶阻。

张锡纯半夏、赭石配伍治疗恶阻可谓独树一帜，标新立异。

或问：《本经》谓赭石能坠胎，此方（安胃饮：清半夏一两，净青黛三钱，赤石脂一两）治恶阻，而有时以赭石易石脂，独不虑其有坠胎之弊乎？答曰：恶阻之剧者，饮水一口亦吐出，其气化津液不能上达，恒至大便燥结，旬余不通。其甚者，或结于幽门（胃下口）、阑门（大小肠相接处），致上下关格不通，满腹作疼，此有关性命之证也。夫病既危急，非大力之药不能挽回。况赭石之性，原非开破，其镇坠之力，不过能下有形滞物。若胎至六七个月，服之或有妨碍，至恶阻之时，不过两三个月，胎体未成，惟是经血凝滞，赭石毫无破血之性，是以服之无妨。且呕吐者，其冲气，胃气皆上逆，借赭石镇逆之力，以折其上逆之机，气化乃适得其平，《内经》所谓"有故无殒，亦无殒也"。愚治恶阻之证，遇有上脘固结，旬日之间勺饮不能下行，无论水与药，入口须臾即吐出，群医束手诿谓不治，而愚放胆重用生赭石数两，煎汤一大碗。徐徐温饮下。吐止、结开、便通。而胎亦无伤。

半夏辛温下行，为降逆止呕之主药。坊间皆制以白矾，服之转令人呕吐。清半夏其矾虽较少，然亦必淘洗数次，始无矾味。特是既经矾煮，又经淘洗，致半夏降逆止呕之力大减。遇病之剧者，恒不能胜病，故必须以他药辅之。愚有鉴于此，恒自制半夏用之。法用生半夏数斤，冷时用温水浸之，日换水二次，热时以井泉水，日换水三四次，约浸二十余日。试嚼服半粒，觉辣味不甚猛烈，乘湿切片，晒干囊装，悬于透风之处。每用一两，煎汤两茶盅，调入净蜂蜜二两，徐徐咽之。无论呕吐如何之剧，未有不止者。盖古人用半夏，原汤泡七次即用。初未有用白矾制之者也。

八、难产病对药

1. 台党参　代赭石

台党参补助气分，益气生津。代赭石压力最胜，能镇胃气、冲气上逆，开胸膈、坠痰涎、止呕吐、通燥结，用之得当，诚有捷效。前者补气生津固脱功大；后者降逆安冲凉血效良。参赭伍用，一温一凉、一升一降，升补相使，相反相成，补气降逆固脱，凉血安冲，催生之功益彰。

主治：难产。

2. 当归 代赭石

当归补血生血，液浓滑润；代赭石性至和平，虽重坠下行，而不伤气血；张氏将二药相伍，以当归之微温，以济赭石之微凉，温凉调和愈觉稳妥也。当归微兼升浮，得赭石之重坠，则力能下行，自能与代赭石相助为理，以成催生开交骨之功也。至于当归之滑润，原为利产良药，与代赭石同用，其滑润之力亦愈增也。

主治：产难，不可早服，必胎衣破后，小儿头至产门者，然后服之。

当归、赭石并伍运用经验，张氏曾有记载："族侄妇，临盆两日不产。用一切催生药，胎气转觉上逆。为制此汤（大顺汤：野党参一两，当归一两，生代赭石轧细二两），一剂即产下。"

又曰："一妇人，临产交骨不开，困顿三日，势甚危急，亦投以此汤，一剂而产。自拟得此方以来，救人多矣。放胆用之，皆可随手奏效。"

张锡纯参赭、归赭伍用治疗难产，可谓特识。时至今日，我辈应科学对待，区别认识，方不致误。

九、产后病对药

1. 白芍 阿胶

白芍味苦微酸，性凉多液，善滋阴养血，退热除烦，能收敛上焦浮越之热，使其下行自小便泻出，为阴虚有热小便不利之要药，故有利小便而兼能滋阴清热之效；阿胶补血止血，滋阴润燥，补肾脏之虚。二药伍用，一利小便，一滑大便，又大能滋补真阴，其滋阴清热，养血止血之功益著。

主治：产后受风发搐；或小便不利。

2. 黄芪　防风

黄芪补气升阳，益卫固表，《本经》谓主大风；防风祛风解表，胜湿解痉，止泻止痉。黄芪甘温，升补大气固表扶正；防风辛散，宣通祛风解表祛邪。二药伍用，黄芪得防风之疏散而不恋邪，防风得黄芪之扶正而不散泄。二者散中寓补，补中兼疏，补气固表祛风。

主治：产后受风发搐。

3. 麻黄　鱼鳔胶

麻黄性温，为发汗主药，于全身之脏腑经络，莫不透达，为逐寒搜风要药；鱼鳔胶补肾益精，滋养血脉。麻黄有鱼鳔胶相佐，祛风而不耗阴血；鱼鳔胶有麻黄相助，则养血祛风力强。二药伍用，相互制约，相互促进，养血息风。

主治：产后身冷无汗，发搐甚剧。

十、不孕症对药

1. 补骨脂　核桃仁

补骨脂补肾助阳，暖丹田，纳气归元，温肺止泻；核桃仁补肾固精，益肾阳，纳气平喘。张氏认为，补骨脂纯阳之品，直达下焦，以助相火之热力；核桃仁温润多脂，峻补肾脏，以厚相火之基址。二者伍用，木火相滋，补助相火，温补脾肾，纳气平喘功佳。

主治：妇女血海虚寒之不孕症。

补骨脂、核桃仁伍用，出自《太平惠民和剂局方》青娥丸。治肾虚腰痛如折，俯仰不利，转侧艰难。《素问·脉要精微论》曰："腰者肾之府，转摇不能，肾将惫矣。"清代王泰林《王旭高医书六种》载青娥丸治肾虚腰痛。

古方治虚寒喘嗽，腰腿酸痛，用胡桃仁二十两烂研，补骨脂十两酒蒸为末，蜜调如饴，每晨酒服一大匙，不能饮者热水调服。汪切庵谓：补骨脂属火，入心包，命门能补相火以通君火，暖丹田，壮元阳；胡桃属木，能通命门，利三焦，温肺润肠，补养气血，有木火相生之妙。张锡纯常用之以治下焦虚寒之证，诚有奇效。

2.紫石英　鹿角胶

紫石英甘温，暖子宫，质重达冲脉，治女子风寒在子宫，绝孕无子；鹿角胶血肉有情之品，温养冲脉，填精益肾。二药伍用，一金石药温冲暖宫，一有情品益肾填精，共奏益肾温冲之功，使冲脉得养，胎孕乃成。

主治：不孕（张氏认为"妇人血海虚寒不育"）。

附 张锡纯治内科杂症常用对药

1. 升降相因类对药

（1）代赭石 黄芪

代赭石色赤性凉，其质重坠下行，平肝潜阳，善镇逆气；黄芪性温味甘，其补气行滞作用，善治肢体痿废，其补气升阳作用，善治胸中大气下陷。代赭石以镇肝降逆见长，生黄芪以补气活血收功。二药相伍，一补一降，一温一凉，相互制约，补气活血，镇肝潜阳降逆。

主治：高血压、脑梗死或脑出血等症。

（2）代赭石 生麦芽

代赭石其质重坠，善镇逆气，降痰涎，止呕吐，通燥结，用之得当能建奇功；生麦芽性善消化，兼能通利二便，虽为脾胃之药，而实善疏肝气；代赭石以降胃于右为主，生麦芽以升肝于左为要，二者相伍，左升右降，升降调和，降胃舒肝，调畅肝气，降压，止血功彰。

主治：肝气郁兼胃气不降证，吐血兼咳嗽证；脑充血头疼证属肝阳上亢者；肺劳咳嗽兼不寐证。

（3）黄芪 牛膝

黄芪补大气，兼能升气，盖大气旺，则全体充盛，气化流通；牛膝善引气血下行，补肝肾，强筋骨，活血祛瘀，舒筋通络，通淋利尿。黄芪以补气活血治肢体痿废为主；牛膝以引血下行降低血压为要。二药参合，一升一降，相互制约，补气活血，引血下行，降血压甚效。

主治：肢体痿废（张氏认为因脑部充血以致肢体痿废，迨脑充血治愈，脉象和平，而肢体仍痿废者）。

（4）黄芪　桂枝

黄芪甘温，补气升气，补脾疏肝，益卫固表，温补肌肉，利水消肿；桂枝辛温，力善宣通，升大气，降逆气，和营卫，暖肌肉，活血脉，散风寒；黄芪为补气圣药，桂枝乃疏肝妙品，黄芪有温补肌肉之功，桂枝具温通经络之能，黄芪得桂枝补气助营卫，桂枝协黄芪祛风散寒邪。二药并伍，升补宣通并用，升降两擅其功，相互为用，相互促进，相得益彰，益气解表，补脾疏肝，温通经脉，回阳升陷。

主治：伤寒有汗或肾脏经络虚而不固，风气乘虚而入之证；肝郁脾弱或肝气不舒，木郁克土等证；经络受寒，四肢发搐等症；心肺阳虚，大气又下陷者。

（5）柴胡　桂枝

柴胡疏肝解郁，升阳举陷；桂枝力善宣通，升大气、降逆气、散邪气。柴桂相伍，皆为疏肝妙品，升脾气，疏肝气，其功益彰。

主治：胸中大气下陷，又兼气分郁结者；因肝气不疏，木郁克土，致脾胃之气不能升降，胸中满闷，常常短气。

2. 金石镇潜类对药

（1）龙骨　牡蛎

龙骨质最黏涩，具有翕收之力，故能收敛元气，镇安精神，固涩滑脱；其性又善利痰，其味微辛，收敛之中仍有开通之力。牡蛎能软坚化痰，善消瘰疬，止呃逆，固精，其咸寒属水，以水滋木，则肝胆自得其养，且其性善收敛有保合之力，则胆得其助而惊恐自除，其质类金石有镇安之力，则肝得其平而恚怒自息矣。且二药敛正气而不敛邪气，开通化滞又寓于收敛之中；龙骨益阴之中能潜上越之浮阳，牡蛎益阴之中能摄下陷之沉阳。二药伍用，相互促进，敛正祛邪，安魂定魄，镇肝敛冲，益阴潜阳，开通化滞，软坚散结，宁心固肾，安神清热，收敛固脱，涩精止血、止带之力益彰。

主治：虚劳，或自汗，或多梦纷纭，精气不固；或阴阳两虚，有将脱之势。心虚怔忡，惊悸不眠。血淋及膏淋；小便频数，遗精白浊，或兼疼涩。崩漏、带下诸症。因思虑生痰，因痰生热，神志不宁。内中风证，证属阴虚阳亢，肝阳上亢者。胁下胀痛等症。咳血、吐血，久久不愈者。

（2）石膏　代赭石

石膏质重而降，以清里热为主；代赭石质重而坠，镇逆气，止呕吐，通燥结为辅。二药相伍，重坠下行，标本兼治，相得益彰，清里热，降胃气，开肠结。

主治：寒温阳明腑实，大便燥结，当用承气下之，而呕吐不能受药者。

（3）代赭石　磁石

代赭石色赤性凉，生血凉血，既能补血中铁质，以与人身元气相系恋；磁石质重沉降，益肾纳气，且色黑入肾，黑能止血。二者同用，重坠止血，实有相得益彰之妙。

主治：妇女崩漏等症。

3. 补润并施类对药

（1）党参　麦冬

台党参益气、生津、养血；麦冬味甘、性凉、气微香，津液浓厚，色兼黄白，能入胃以养胃液，开胃进食，更能入脾以助脾散精于肺，定喘宁嗽，即引肺气清肃下行，通调水道以归膀胱，盖因其性凉液浓气香，而升降濡润之中，兼具开通之力。参麦相伍，一补肺，一润肺，一益气，一生津。可奏补气宣阳，养阴生津，滋液润燥之功。

主治：阴分亏损，肺虚咳嗽劳喘或阳分虚损，气弱不能宣通，小便不利之证。

（2）山药　生地黄

山药色白入肺，味甘归脾，液浓益肾。生地黄性寒，微苦微甘，最善清热、凉血。二药相伍，液浓质润，滋阴清热，功效益彰。

主治：虚劳发热、消渴、膏淋。

（3）山药　玄参

山药色白入肺，液浓滋阴；玄参色黑，味甘微苦，性凉多液，去上焦之浮热，退周身之烧热，清补肾经，补助阴分。二药并用，滋阴清热，养肺止嗽。

主治：劳瘵阴虚、虚劳咳嗽。

（4）山药　鸡子黄

山药之性，能滋阴又能利湿，能滑润又能收涩，是以补肺补肾兼补脾胃。且其含蛋白质最多，在滋补药中诚为无上之品，特性甚和平，宜多服常服耳。盖鸡子黄，有固涩大肠之功，且较鸡子白易消化也。二药相伍，一滋补无上之品，一血肉有情之物，药用、食疗并存，益气养阴，涩肠止泻。

主治：泄泻久，而肠滑不固者。

（5）山药　柿霜饼

山药色白入肺，味甘归脾，液浓益肾，清补脾肺肾；柿霜饼色白入肺，凉可润肺、甘能归脾，具有益肺气、清肺热、利肺痰、滋肺燥之功；二药参合，平寒相调，药用、食疗并存，可健脾补肾，润肺滋阴。

主治：脾肺阴分亏损，饮食懒进，虚热劳嗽，并治一切阴虚之证以及阴虚兼肾不纳气作喘者。

（6）黄芪　山药

黄芪补肺气升元气，以益肾水之源，使气旺自能生水；山药以壮真阴之渊源，且补脾固肾，色白入肺，润肺生水，即以止渴也。二药参合，金水相生，肺肾双补，益气养阴，补脾固肾之功益著。

主治：虚劳，脉弦数细微，或咳逆，或喘促，或精气不固、消渴等症。

（7）黄芪　玄参

黄芪补气之功最优，既能大补肺气，以益肾水之源，使气旺自能生水；又能大补脾胃之气，以生血。玄参入肺以清肺家之燥热，清热凉血，泻火解毒，又善滋阴，兼有补性，能壮真阴之渊源。二者伍用，温补、凉润相济，补气，滋阴清热。

主治：虚劳，脉弦数或细数。少乳，气血虚者，以及大气下陷兼消食者。

第二节
柳学洙妇科对药配伍经验

一、痛经病对药

1. 桃仁　红花

桃仁苦甘平，活血祛瘀，润肠通便；红花辛温，活血通经，祛瘀止痛。二者相伍，相须为用，活血祛瘀，通经调经功大。

主治：痛经、闭经等症。

2. 紫石英　小茴香

紫石英甘温，暖子宫，质重达冲脉，治女子风寒在子宫，绝孕无子；小茴香辛温，温肾暖肝，散寒止痛，治疗少腹冷、痛经。柳氏二者配伍，相须为用，相互促进，暖宫散寒止痛效增。

主治：痛经、宫寒不孕等症。

二、月经不调病对药

1. 海螵蛸　茜草炭

海螵蛸咸涩微温，固精止带，收敛止血；茜草炭苦寒泄降，凉血化瘀止血。柳氏二者伍用，宗张锡纯意，活血而不留瘀，开通兼能收涩，相得益彰，化瘀止血功著。

主治：月经先期、崩漏等症。

2. 女贞子　旱莲草

女贞子甘苦凉，补肝肾阴，乌须明目；旱莲草甘酸寒，补肝肾阴，凉血止血。二药相合，滋阴补肾，凉血止血功大。

主治：月经先期、月经后期、阴虚血热之崩漏等症。

3. 山药　党参

山药色白入肺，味甘归脾；党参味甘性温，功专补益中气，山药收涩之性，效能补脾肺肾，且助党参补气。二药并用，相得益彰，健脾补气，滋阴固下。

主治：脾阴不足之证，月经先期等症。

4. 山药　芡实

山药味甘归脾，补脾益肾；芡实益肾固精，健脾止泻，除湿止带。二药相伍，功专健脾补肾，除湿止带。

主治：脾气不足，肾气不固之月经先期、带下等症。

5. 沉香　郁金

沉香辛苦温，长于行气止痛，温中止呕，纳气平喘；郁金辛苦寒，擅长活血行气止痛，解郁清心。柳氏二药相伍，疏肝行气，活血止痛效著。

主治：肝郁血瘀所致月经先期等症。

6. 当归　白芍

当归补血活血，调经止痛；白芍养血调经，平肝止痛。二者相伍，补血养血，调经止痛效好。

主治：月经先期等症。

7. 三棱　莪术

三棱破血行气，消积止痛；莪术破血行气，消积止痛。前者长于破血活血，后者擅于破气行气。柳氏二者伍用，师寿甫先师之意，气血相施，相须为用，相得益彰，破血活血，行气止痛功彰。

主治：月经后期、闭经等症。

三、经期腹泻病对药

山药　薏苡仁

山药、薏苡仁皆清补脾肺之药。二者色白入肺脾，甘淡归脾，一补一渗，健脾利湿，滋阴固下。

主治：经期腹泻，脾虚湿盛，脾阴不足之证。

四、崩漏病对药

1. 人参　黄芪

人参味甘，大补元气；黄芪微温，补气升阳。参芪相伍，相须为用，相互促进，补气固脱，功专效宏。

主治：气虚所致崩漏等症。

2. 生山药　净萸肉

生山药补脾固肾；山茱萸补肝敛脱。柳氏又宗师意，山药生用，取其峻补真阴，山茱萸去核用肉，用其敛脱之能。二药伍用，补敛建功，出神入化，其滋阴补脾，敛肝固脱力专。

主治：崩漏等症。

3. 煅龙骨　煅牡蛎

张锡纯尤喜用生龙骨、生牡蛎，柳氏师其意而不泥，治疗崩漏、滑脱、带下之症常煅龙骨、煅牡蛎相伍，相须为用，取其收敛固涩之功。

主治：崩漏、滑脱、带下等症。

4. 人参　净萸肉

人参补气固脱，净萸肉敛肝固脱。柳氏二者配伍，相须为用，补气固脱之力大增。

主治：崩漏气虚血脱之证。

5. 白芍　牡蛎

白芍味苦微酸，性凉多液，善滋阴血，退热除烦，能入肝以生肝血，又善泄肝胆之热；牡蛎味咸而涩，性微凉，能软坚化痰，止呃逆，固精，治女子崩带。前者清热利便，后者敛正固脱，二药伍用，相互促进，镇肝息风，滋阴潜阳，收敛固脱，清热利湿。

主治：妇女血崩或经水行时多而且久。

6. 五倍子　刺猬皮

五倍子酸涩，敛肺降火，固精止遗；刺猬皮苦平，收敛固涩。二者相伍，收涩固脱功大。

主治：崩漏等症。

7. 赤石脂　石榴皮

赤石脂味甘、涩，性温，固崩止带，收敛止血；石榴皮味酸、涩，性温，涩肠止泻，止带止血。二药相伍，一石一皮，相须为用，相互促进，功专固涩，固崩止带，收敛止血效宏。

主治：崩漏、久泻等症。

五、带下病对药

芡实　薏苡仁

芡实健脾止泻、除湿止带；薏苡仁健脾渗湿。二者相配，健脾除湿止带功彰。

主治：带下等症。

六、妊娠病对药

1.续断　阿胶

续断为补肾之药，调冲任、止血安胎；阿胶养血安胎。柳氏仿张师寿胎丸之意，二药参合，补肾固胎效好。

主治：滑胎。

2.续断　桑寄生

续断补肾调冲、安胎；桑寄生补肝肾、固冲任。二药并用，补肾固胎。

主治：滑胎。

七、子肿病对药

白术　茯苓

白术健脾渗湿；茯苓利水渗湿。前者以健脾为主，后者以利湿为要。二者相配，健脾利水渗湿功彰。

主治：子肿、子满病。

附　柳学洙治内科杂症对药

1. 益母草　白茅根

益母草，味辛、苦，性微寒。功能活血祛瘀，调经消水。白茅根，性味甘寒，功能凉血止血，清热利尿。《医学衷中参西录》曰："白茅根必用鲜者，其效方著。春前秋后剖用之味甘，至生苗盛茂时，味即不甘，用之亦有效验，远胜干者。"

二者配伍，凉血活血，清热利尿功大。乃柳老治疗急性肾炎常用对药。《医林锥指》载："益母草、白茅根治急性肾炎甚效。干品每味 30~60g，鲜品 90~120g。"

柳学洙治疗一急性肾炎患者，症见"头面周身俱肿"，告以每日自采益母草、白茅根鲜品，每味 100g，煮水饮。一周后肿大消，有时因心中发热，或尿色发黄，即加自采鲜旱莲草、鲜生地各 30g，至一个月痊愈。查尿完全正常，后未复发。

2. 淫羊藿　五味子

五味子味酸、甘，性温，归肺、心、肾经。具有敛肺滋肾，生津敛汗，涩精止泻，宁心安神的功效。淫羊藿味辛、甘，性温，归肝肾经。具有温肾壮阳，强筋骨，祛风湿的功效。二药相伍，一酸一辛，一收一散，一阴一阳，收散并用，阴阳共济，散中有收，补阳不致伤阴，调整体内阴阳平衡，功能阴阳并补。临床多可改善体质，提高免疫功能，但应注意二者用量比例，淫羊藿、五味子用量为 3 ∶ 1 时，疗效更佳。

主治：疲劳症，更年期综合征见腰酸乏力、心悸、失眠、健忘、多汗等症者。

3. 菖蒲　远志

菖蒲味辛、苦，性温，归心、胃经。开窍宁神，化湿和胃。远志味辛、苦，性微温。归心、肾、肺经。安神益智，祛痰开窍。二者均入心经，辛散苦燥，二者合用，共奏宁心安神，开窍化痰之功。可使心肾相交。

主治：心肾不交之失眠。痰蒙神窍，神志昏迷，痰浊阻络或痰浊中阻，痰火扰心而致的烦躁、失眠、健忘等。

4. 山药　人参

山药色白入肺，味甘归脾；人参味甘性温，大能补助气分，山药收涩之性，能助人参以补气，二药并用，相互协同，健脾补气，滋阴固下。

主治：脾阴不足之证，脾胃久病，虚损证、泄泻、虚劳。

5. 山药　薏苡仁

山药、薏苡仁皆清补脾肺之药。二者色白入肺脾，甘淡归脾，一补一渗，健脾补虚，润肺滋阴。

主治：脾阴不足之证，脾胃久病，气阴两虚，并治一切阴虚之证。

6. 柴胡　白芍

柴胡味苦、辛，性微寒，归肝、胆经。张锡纯谓："柴胡，味微苦，性平。禀少阳生发之气，为足少阳主药，为柴胡善达少阳之木气，则少阳之气自能疏通胃土之郁，而其结气饮食积聚自消化也。"

白芍，味苦、酸、甘，性微寒。归肝、脾经。张隐庵曰："芍药，气苦味平。一以益脾阴而摄纳至阴耗散之气，一以养肝阴而柔刚木桀鹜之威，与行气之药，直折肝家悍气者，截然两途。此泻肝与柔肝之辨。故柴胡与白芍相伍，一散一敛，疏肝行气，养肝柔肝敛肝，体阴用阳。"

7. 荜澄茄　荜茇

荜澄茄，性辛温，归脾、胃、肾经。有温中散寒，行气止痛之功。荜茇，性辛温，归胃、大肠经。有温中散寒止痛之功。二者相伍，相须为用，相得益彰，温中散寒止痛功大。

主治：胃寒呕逆，脘腹冷痛，寒疝腹痛，寒湿郁滞等。

8. 山药　木香

山药气阴并补，补气之中兼有养阴之能，既能平补脾肺肾之气，又能养脾肺肾之阴，乃诸脏腑气阴两伤之良药也。木香理气化滞，大剂量补药引起的中满之证，其能疏之、散之。二药相伍，一补一疏，一动一静，补脾而不壅中，行滞而不耗气，对于气阴两虚之证，疗效尤佳。

9. 白芍　生麦芽

白芍柔肝敛肝，生麦芽具生生之气，调畅升发肝气，二者相伍，一敛一升，正应肝木之性，对于肝阳上亢，肝气横逆，肝气郁结之证，颇具良效。

10. 茵陈　生麦芽

茵陈为青蒿之嫩者，得初春少阳生发之气，与肝木同气相求，泄肝热兼舒肝郁。麦芽为谷之萌芽，生用之亦善顺肝木之性使不抑郁。二药伍用，性皆升发，相辅相成，相得益彰，善舒肝气。

主治：类中风，证属肝肾阴亏，肝阳偏亢，气血逆乱者。胃气不降，或胁疼肝气不舒者。

第三节
陈宝贵妇科对药配伍经验

一、月经不调病对药

1. 柴胡　白芍

柴胡疏肝解郁，和解退热；白芍柔肝平肝，养血调经。二者相伍，一散一敛，疏肝行气，柔肝敛肝，体阴用阳。

主治：月经不调等症。

2. 穿山甲（现用代用品）　刘寄奴

穿山甲，味咸，性微寒，善走窜，功专行散，活血消癥，通经下乳。刘寄奴，味苦，性温，能活血疗伤，通经止痛。二药相合，寒温并用，活血通经止痛效佳。（穿山甲可用没药代替。没药味辛性温，功擅化瘀理血）

主治：月经后期、闭经、癥瘕等症。

3. 桃仁　红花

桃仁活血祛瘀，润肠通便；红花活血通经，祛瘀止痛。二者相伍，相须为用，相互促进，活血祛瘀，通经调经效良。

主治：月经后期、月经量少、闭经等症。

4. 郁金　香附

郁金行气解郁，利胆退黄；香附疏肝行气，调经止痛。二者相伍，功专疏肝行气，调经止痛。

主治：月经量少等症。

5. 小茴香　炮姜

小茴香温肾暖肝，散寒止痛；炮姜温经止血，温中止痛。二药配伍，相须为用，相得益彰，温经调经止痛，功效益彰。

主治：月经量少、痛经等症。

6. 艾叶　益母草

艾叶温经散寒调经；益母草活血祛瘀调经。前者以温经调经为主，后者以活血调经为要。二药伍用，温经活血调经，功效显著。

主治：月经量少、痛经、崩漏等症。

二、崩漏病对药

1. 山茱萸　山药

山茱萸补肝敛肝，敛肾固脱；山药补脾固肾，温固下焦。二药伍用，敛补建功，相得益彰，其补脾固肾，敛肝固脱之功效大增。

主治：崩漏等症。

2. 黄芪　白术

黄芪补大气，益卫表，利水肿；白术补脾气，燥湿邪。二者相伍，相须为用，相互促进，补气健脾，益卫固表效好。

主治：崩漏、滑胎等症。

3. 女贞子　旱莲草

女贞子、旱莲草均能补肝肾阴；前者兼能乌须明目，后者功可凉血止血；二药均入肝肾经，同为滋补肝肾良药。补肝肾阴，凉血止血，其效亦佳。

主治：崩漏、月经过多、月经先期等症。

4. 党参　山茱萸

党参补中益气，山茱萸敛肝固脱；党参以补气为主，山茱萸以固脱为要。二者相伍，相互为用，相互促进，相得益彰，补气固脱效宏。

主治：崩漏、月经过多等症。

5. 煅龙骨　煅牡蛎

煅龙骨、煅牡蛎均能收敛固涩，陈宝贵仿柳学洙之意，二者用煅，其功益彰。

主治：崩漏、带下、月经过多等症。

6. 海螵蛸　茜草

海螵蛸固精止带，收敛止血；茜草凉血止血，化瘀通经。二者相伍，源于《内经》，彰于锡纯，承于学洙，臻于宝贵，收敛止血而不留瘀，活血通经方不致脱。相辅相成，固精止带，活血止血。

主治：崩漏、带下等症。

7. 棕榈炭　五倍子

棕榈炭味苦、涩，性平，归肝、肺、大肠经，功能收敛止血。五倍子味酸、涩，性寒，归肺、大肠、肾经，效可收敛止血。二药配伍，酸敛固涩，止血功著。

主治：崩漏、带下等症。

三、带下病对药

1. 山药　白术

山药健脾固肾止带；白术健脾益气燥湿。二药相伍，相须为用，健脾益气，化湿止带效显。

主治：带下等症。

2. 白术　茯苓

白术健脾益气，燥湿利水；茯苓健脾益气，利水渗湿。二者伍用，相互促进，健脾化湿止带功专。

主治：带下等症。

四、滑胎病对药

1. 菟丝子　桑寄生

菟丝子性味甘温，功能滋补肝肾，固精缩尿。陈宝贵教授受张锡纯及柳学洙先生影响，擅以寿胎丸加减治疗习惯性流产，认为菟丝子平补三阴经以益精髓，其性柔润，不燥，不峻，既益阴精，又助肾阳，使阳生阴长，肾旺自能荫胎，且善补子气，故为君药。桑寄生补肝肾，固冲任。故二药并书，母子同治，子吸母气，子健胎固，顾护胎元，补肾固胎、固精止遗之功显著。

主治：滑胎。

2. 续断　阿胶

续断效能补肝肾，止血安胎；阿胶功可养血止血，滋阴润燥。二药伍用，补肾固胎效果大增。

主治：滑胎。

陈宝贵治疗滑胎，继承张锡纯及柳学洙之经验，从补肾入手而顾护胎元，常用寿胎丸加减，经过多年临证，在此基础上加减一经验方，取名寿胎加味丸，疗效满意。

基本方：菟丝子 30g，桑寄生 30g，川续断 30g，阿胶 10g，炒杜仲 30g，补骨脂 15g，生地黄 15g，女贞子 15g，旱莲草 15g，黄芪 15g，白术 10g。

药物制服法：诸药混合均匀后共为细末，炼蜜为丸，每丸 10g，自明确妊娠诊断之日起开始服药，每日 3 次，每次 1 丸，饭前半小时服。连服 7 个月，直至生产前。

《医学衷中参西录》载："流产为妇人恒有之病，而方书所载保胎之方，未有用之必效者。诚以保胎所用之药，当注重于胎，以变化胎之性情气质，使之善吸其母之气化以自养，自无流产之虞。若但补助妊妇，使其气血壮旺固摄，以为母强自能荫子，肾旺自能荫胎也。"

陈宝贵擅以寿胎丸加减治疗习惯性流产。菟丝子用为君药。临证时多喜加用杜仲、女贞子等药，补肝肾、强腰膝而固胎元。加减：若见胎漏下血，则改用杜仲炭以止血；若见阴虚小腹作痛，加枸杞子滋补肝肾、益精养血；若见恶心呕吐、脘痞不饥、舌苔白腻等湿浊中阻所致之妊娠恶阻、胎动不安，则佐砂仁化湿开胃、理气安胎。

陈宝贵认为，对于一般胎动、胎漏、胎萎不长，甚至肾虚不孕，皆可用寿胎加味丸为基础方，再根据病情，或佐以清热，或佐以养血，或佐以补气，加减治疗，多能取效。但习惯性流产的原因多样，对于营养不良胎儿的流产，适用于寿胎丸加减；对于其他原因引起的流产，应根据患者的基本体质，结合其孕产情况及反映出的临床症状详细辨析，不能生搬硬套。

3. 柴胡　升麻

柴胡疏肝，和解退热，升举阳气；升麻清热解毒，升阳举陷。二者相伍，性皆升发，相须为用。升举大气，升阳举陷，其功益著。

主治：滑胎、崩漏等症。

五、妇科杂病对药

1. 仙茅　淫羊藿

仙茅功能温肾壮阳，强筋骨，祛寒湿；淫羊藿效为温肾壮阳，强筋骨，祛风湿。二药相配，均入肝肾，温肾壮阳，强筋骨，祛风湿效彰。

主治：宫寒、不孕等症。

2. 乳香　没药

乳香活血行气止痛，消肿生肌；没药活血化瘀止痛，消肿生肌。乳香长于行气，没药专于化瘀。乳没伍用，陈宝贵教授效法张锡纯，旨在相互促进，相得益彰，活血散瘀、消肿散结功大。

主治：乳癖、痛经等症。

第四节
刘建妇科对药配伍经验

一、月经不调病对药

1. 熟地黄　香附

熟地黄性温，效能滋肾补血调经，以补肾为主；香附性辛，功擅理气解郁调经，以疏肝见长。二者配伍，补肾疏肝、养血理气调经，且香附理气之能又可行熟地黄滋腻之滞，可谓一举两得。

主治：月经先期、月经后期、月经量少、不孕等症。

2. 白芍　香附

白芍柔肝疏肝，养血调经，缓急止痛；香附理气解郁，调经止痛。二者合伍，相须为用，疏肝调经止痛之功尤显。

主治：月经先期、月经后期、月经先后无定期、月经量少、痛经等症。

3. 白芍　炙甘草

白芍养血调经止痛，炙甘草缓急止痛，古名芍药甘草汤。二药相伍，酸甘化合，缓急止痛效果明显。

主治：痛经、经行身痛等症。

4.三棱　莪术

三棱性平，行气破血，消积散结，以破血收功；莪术性温，行气破血，消积化食，借理气取效。二者相伍，气血相施，破血消癥，行气止痛之功力专。

主治：闭经、月经量少、癥瘕等症。

5.香附　延胡索

香附性平，理气解郁，调经止痛，为调经常用之品；延胡索性温，活血散瘀，行气止痛，乃调经习施之药。二者配伍，相须为用，共奏理气解郁、调经止痛之效。

主治：月经不调、闭经、痛经等症。

6.菟丝子　益母草

菟丝子性甘平，滋阴补肾益精，为补肾佳品；益母草性微寒，祛瘀生新，活血利水，乃调经良药。二者相伍，一补一通，补疏相合，共奏补肾调冲、活血调经之功。

主治：月经不调、痛经等症。

7.当归　阿胶

当归性温，补血活血，通经润肠，为妇科要药；阿胶性甘平，滋阴补血，调经安胎，乃妇人佳品。二药配伍，相须为用，相互促进，相得益彰，补血调经，固冲止血，滋阴润肠，安胎之功尤著。

主治：月经不调、崩漏、不孕等症。

8.泽兰　卷柏

泽兰性微温，效能行瘀调经；卷柏性温、平，功可破血通经。二药伍用，相互促进，行瘀通经功效增强。

主治：闭经、月经量少等症。

9. 玫瑰花　白及

玫瑰花理气解郁、调经祛斑；白及化瘀生新。二者伍用，共奏理气解郁、调经祛斑之功。

主治：月经不调、黧黑斑等症。

10. 小茴香　肉桂

小茴香性温，祛寒除湿止痛；肉桂辛甘，性大热，散寒止痛，补命门之火。二者配伍，相须为用，祛寒温冲止痛之功明显。

主治：月经量少、痛经、不孕等症。

11. 小茴香　炮姜

小茴香性温，祛寒除湿止痛；炮姜性温，温中止痛。二药合用，温经止痛，功效有加。

主治：月经量少、痛经等症。

12. 蒲黄　五灵脂

蒲黄性平，功能行瘀凉血；五灵脂性温，破血止痛。二者伍用，古名失笑散，可奏行瘀调经止痛之功。

主治：月经不调、痛经等症。

13. 柴胡　白芍

柴胡疏肝解郁，和解退热，乃为首选；白芍养血调经，柔肝止痛，可称上品。二者伍用，疏肝调经，其功益增。

主治：月经不调、经行发热、痛经等症。

14. 柴胡　香附

柴胡疏肝解郁，和解退热，为疏肝要品；香附疏肝理气，调经止痛，乃行气佳药。二者合伍，疏肝理气，调经止痛，功效大彰。

主治：月经不调、经行发热、经行乳房胀痛等症。

15. 薏苡仁　益母草

薏苡仁健脾渗湿利水；益母草活血利水消肿。二者伍用，一健脾利水，一活血利水，标本兼治，其利水消肿之功增强。

主治：经行水肿、经行瘾疹等症。

16. 葛根　蔓荆子

葛根升发清阳有功，蔓荆子清利头目效显。二者伍用，性皆升发，升清止眩效好。

主治：气血不足之经行眩晕等症。

17. 川芎　白芷

川芎性辛温，活血行气，祛风止痛，为血中气药；白芷性辛温，解表散风，通窍止痛，以香窜见长。二药伍用，性皆辛散，祛风止痛之功益彰。

主治：经行头痛等症。

二、崩漏病对药

1. 黄芪　升麻

黄芪大补元气，且有补肝之妙；升麻升提举陷。二者伍用，相得益彰，补气升提举陷之功大显。

主治：崩漏、子宫脱垂、滑胎等症。

2. 黄芪　当归

黄芪性温，补气功大；当归性温，补血效高。二者配伍，一气一血，气血相生，补血力佳。

主治：崩漏、子宫脱垂、滑胎等症。

3. 山茱萸　山药

山茱萸补肝益肾固脱，其功甚大；山药健脾固肾益肺，效可称良。二者配伍，相互促进，相辅相成，共奏健脾补肾固脱之功。

主治：崩漏等症。

4. 黄芪　白术

黄芪补中益气升阳，可谓佳品；白术补气健脾安胎，又称良药。二者合伍，相须为用，共奏补气健脾固摄之效。

主治：崩漏、滑胎等症。

5. 女贞子　旱莲草

女贞子、旱莲草补肝肾，养阴精。二药配伍，共奏补肝肾阴、凉血止血之能。

主治：崩漏、月经过多、月经先期等症。

6. 党参　山茱萸

党参味甘性平，补中益气，其功尤良；山茱萸味酸性微温，补肝固脱，效可谓佳。二药合用，一补一敛，补敛相合，相互促进，共成补气固脱之功。

主治：崩漏、月经过多等症。

7. 海螵蛸　茜草

海螵蛸固精止带，收敛止血；茜草凉血止血，化瘀通经。刘建承于前贤，亦多将二者伍用。

主治：崩漏、带下等症。

8. 棕榈炭　血余炭

棕榈炭性苦涩，收敛止血，其功益大；血余炭性苦涩，收敛止血，又有化瘀之能。二者配伍，相须为用，收敛止血功效尤著，且无止血留瘀之患。

主治：崩漏等症。

三、带下病对药

1. 山药　薏苡仁

山药健脾固肾止带；薏苡仁健脾渗湿利水。二药配伍，相须为用，相得益彰，标本兼治，共奏健脾渗湿止带之效。

主治：带下等症。

2. 山药　白术

山药健脾固肾止带；白术健脾益气燥湿。二药配伍，相须为用，共奏健脾固肾、除湿止带之功。

主治：带下、崩漏等症。

3. 山药　车前子

山药健脾固带；车前子利水通淋。二者伍用，一固一利，标本兼治，健脾化湿止带功专。

主治：带下等症。

四、滑胎病对药

1. 菟丝子　桑寄生

菟丝子性温，补肾固精安胎；桑寄生性平，补益肝肾安胎。二者合用，取象比类，意取二药缠绕寄生于物，取其固涩之功。刘建承于先师之明识，妇科临证中，亦多将二者配伍应用。

主治：滑胎等症。

2. 菟丝子　续断

菟丝子性温，补肾固精安胎；续断性微温，补肝肾，续筋骨，安胎元。刘建亦宗师意，常常二药配伍应用。

主治：滑胎、月经不调等症。

五、妇科杂病对药

1. 菟丝子　鹿角霜

菟丝子，味甘，性温，功能补肾固精安胎，养肝明目；鹿角霜，味咸、涩，性温，功能温肾助阳，收敛止血。二者配伍，补肾助阳，温煦冲任之功尤强。

主治：宫寒、不孕等症。

2. 仙茅　淫羊藿

仙茅，性热，有毒，功能温肾壮阳，祛湿强骨；淫羊藿，性温，效可温肾壮阳，益精起痿。二者相伍，相须为用，共奏温肾壮阳、温冲暖宫之效。

主治：宫寒、不孕、妇女更年期综合征等症。

3. 鹿角胶　阿胶

鹿角胶，性温，功可温补肝肾，补益精血，乃补阳要药；阿胶，性平，效能补血止血，滋阴润燥，为补血佳品。二者伍用，一温一平，一阳一阴，相辅相成，有情之品，精血同补，共奏温肾益精、补血助孕之效。

主治：闭经、月经量少、不孕等症。

4. 鹿角胶　鹿角霜

鹿角胶，性温，功可温补肝肾，补益精血，且具止血之功；鹿角霜，性温，温肾助阳，收敛止血。二药相伍，皆属纯阳之品，相须为用，共奏温肾助阳、补益精血、温冲暖宫、止血之功。

主治：闭经、月经量少、不孕、崩漏、带下等症。

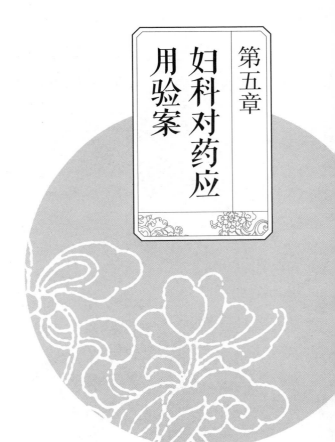

第五章 妇科对药应用验案

第一节
张锡纯验案

一、闭经案

案一

一室女，月信年余未见，已成劳瘵，卧床不起，治以拙拟资生汤（方载三期一卷），复俾日用生山药四两煮汁当茶饮之。一月之后，体渐复初，月信亦通，见者以此证可愈，讶为异事。

对药评析： 本案张锡纯运用资生汤治疗闭经，收效满意。其中，山药与白术配伍，颇有深意。山药滋胃之阴，白术健脾之阳；山药滋胃阴，胃汁充足，自能纳食。白术健脾阳，脾土健壮，自能助胃。二药相伍，一滋阴，一助阳，阴阳协调，相互促进。补而不腻，温而不燥，温补脾胃，健脾滋阴，以资后天。且重用山药健脾，以资生化之源，化源得充，阴血得滋，则月信自通，此乃张锡纯治病求本的范例之一。

案二

民国二年，客居大名。治一室女，劳瘵年余，月信不见，羸弱不起。询方于愚，为拟此汤。生山药一两，玄参五钱，於术三钱，生鸡内金（捣碎）二钱，牛蒡子三钱（炒捣）。连服数剂，饮食增多。身犹发热，加生地黄五钱，五六剂后，热退渐能起床，而腿疼不能行动。又加丹参、当归各三钱，服至十剂腿愈，月信亦见。又言有白带甚剧，向忘言及。遂去丹参加生牡蛎六钱，又将於术加倍，连服十剂，带证亦愈。遂将此方邮寄家中，月余门人高如璧来函云："邻村赵芝林病劳瘵数年不愈，经医不知凡几，服药皆无效。今春骤然咳嗽，喘促异常，饮食减少，脉甚虚数，投以资生汤十剂全愈。"审斯则知此方治劳瘵，无论男女，服之皆有捷效也。

女子月信，若日久不见，其血海必有坚结之血。治此等证者，但知用破血通血之药，往往病犹未去，而人已先受其伤。鸡内金性甚和平，而善消有形郁积，服之即久，瘀血之坚结者，自然融化。矧此方与健脾滋阴之药同用，新血活泼滋长，生新自能化瘀也。

对药评析：本案中，张锡纯山药与鸡内金配伍，乃健脾滋阴与化郁消滞之品相伍，二药参合，一补一消，补消结合，共奏滋补脾胃、资生通脉之功。化源得资，故月经自来。

案三

尝治一少妇，经水两月不见，寒热往来，胁下作疼，脉甚微弱而数至六至。询之常常短气，投以理郁升陷汤（生黄芪六钱，知母三钱，当归身三钱，桂枝尖钱半，柴胡钱半，乳香不去油三钱，没药不去油三钱），加龙骨、牡蛎各五钱，为脉数又加玄参、生地黄、白芍各数钱，连服四剂。觉胁下开通，瘀血下行，色紫黑，自此经水调顺，诸病皆愈。盖龙骨、牡蛎性虽收涩，而实有开通之力，《本经》谓龙骨消癥瘕，而又有牡蛎之咸能软坚者以辅之，所以有此捷效也。

对药评析：张锡纯黄芪、桂枝伍用，用意颇深。黄芪甘温，补气升气，补脾疏肝；桂枝辛温，力善宣通，升大气，降逆气，活血脉。黄芪为补气圣药，桂枝乃疏肝妙品，黄芪有温补肌肉之功，桂枝具温通经络之能。二药并伍，升补宣通并用，升降两擅其功，相互为用，相互促进，相得益彰，补气疏肝，升降奏功。

龙骨、牡蛎伍用，消癥软坚，此乃张氏常用对药之一。龙骨质最黏涩，具有翕收之力，故能收敛元气，收敛之中仍有开通之力；牡蛎能软坚化痰，其咸寒属水，以水滋木，则肝胆自得其养。二药敛正气而不敛邪气，开通化滞又寓于收敛之中；二药伍用，相互促进，敛正祛邪，开通化滞。

乳没配伍，乳香辛温香窜，善透窍以理气，能于血中行气，舒筋活络。没药味辛性温，功擅化瘀理血。乳香以行气活血为主，没药以活血散瘀为要。二药参合，气血兼顾，相须为用，取效尤捷，共奏宣通脏腑、流通经络、活血祛瘀之功。故该案诚有捷效。

二、崩漏案

案一

忆在籍时，曾治沧州黄姓妇人，患血崩甚剧。其脉象虚而无力，遂重用黄芪、白术，辅以龙骨、牡蛎、山茱萸诸收涩之品，服后病稍见愈，遂即原方加海螵蛸四钱，茜草二钱，服后其病顿愈，而分毫不见血矣。愚于斯深知二药止血之能力，遂拟得安冲汤、固冲汤二方，于方中皆用此二药，登于处方编中以公诸医界。

对药评析：塞流、澄源、复旧，张氏安冲汤、固冲汤二方，当应效法。其中，黄芪、白术伍用，黄芪补气升阳；白术具土德之全，为后天资生之要药，补气健脾。白术健脾之功，能助黄芪资生大气；黄芪升调之性，可防白术填生壅滞；黄芪以补大气为主，白术以健脾胃为要。二者相伍，相须为用，相辅相成，相得益彰，补气健脾。

案中黄芪、龙骨、牡蛎配伍，亦具深意。黄芪补大气，升清阳；龙牡镇肝敛冲，收敛固涩。二者敛正气而不敛邪气，开通化滞寓于收敛之中，可防黄芪升补致气血妄行之弊，又可辅黄芪收摄大气之力，还可使血之未离经者，永安其宅，血之已离经者，尽化其滞，可谓一举三得。三药并用，升补与固涩并存，开通并收敛兼融，其补气敛脱，固冲止血之功益彰。

海螵蛸收敛止血；茜草凉血止血。二药实具收涩之力，海螵蛸以收为主，茜草以行为要。二药伍用，一涩一散，一止一行，动静相合，相反相成，化其凝滞而兼能固其滑脱，共收止血而不留瘀，活血而不耗血之妙。

案二

张氏治邻村星马村刘氏妇，月信月余不止，病家示以前服之方，即拙拟安冲汤去海螵蛸、茜草也，遂于原方中加此二药，服一剂即愈。俾再服一剂以善其后。病家因疑而问曰："所加之药如此效验，前医者如何去之？"答曰："此医者转是细心人，彼盖见此二药有消癥瘕之说，因此生疑，而平素对于此二药又无确实经验，是以有此失也。"

对药评析： 张锡纯本于《本经》之旨，海螵蛸、茜草联用，灵活化裁，故收良效。

案三

戊寅年秋，穆荫乔君之如夫人金女士。患经漏不止者三阅月，延医多人，百方调治，寒热补涩均无效，然亦不加剧，并无痛苦。予张方舆用寿师固冲汤加重分量，服数剂亦无效，又以《金鉴》地榆苦酒汤试之，终不应，技已穷矣。忽忆寿师此说，乃以磁石细末八钱，生代赭石细末五钱，加入滋补药中，一剂知，二剂已。是知药能中病，真有立竿见影之妙。

对药评析： 代赭石色赤性凉，功能生血凉血，既能补血中铁质，又与人身元气相系恋；磁石质重沉降，益肾纳气，且色黑入肾，黑能止血。二者同用，重坠止血，实有相得益彰之妙。故张方舆氏谓："药虽平易，而中含科学原理甚矣。中医之理实包括西医，特患人不精心以求之耳。"据现代药理研究，磁石主要为四氧化三铁（Fe_3O_4），尚含锰、铝、铅、钛等。火煅醋淬后，主要含三氧化二铁（Fe_2O_3）及醋酸铁等。磁石有镇静作用，对缺铁性贫血有补血作用。

三、带下案

案一

至于海螵蛸、茜草之治带证，愚亦有确实经验。初临证时，以妇女之带证原系微末之疾，未尝注意，后治一妇人，因病带已不起床，初次为疏方不效，后于方中加此二药遂大见效验，服未十剂，脱然全愈。于斯愚拟得清带汤方，此二药与龙骨、牡蛎、山药并用，登于处方编中为治带证的方。后在沧州治一媪年近六旬，患带下赤白相兼，心中发热，头目眩晕，已半载不起床矣。诊其脉甚洪实，遂于清带汤中加苦参、龙胆草、白头翁各数钱，连服八剂全愈，心热眩晕亦愈。

对药评析： 案中张氏选用清带汤治疗带下。其中，海螵蛸、茜草伍用，出自《素问·腹中论》四乌贼骨一芦茹丸，治伤肝之病，时时前后血。锡纯此案用之，取其海螵蛸收敛止泻、固精止带，茜草凉血止血、行瘀通经之意。二药伍用，涩散并用，化滞止带。

龙骨、牡蛎相伍，龙骨收敛元气，固涩滑脱，收敛之中仍有开通之力；牡蛎收敛固精。二药伍用，相互促进，敛正祛邪，收敛固脱、止带之力尤彰。

案二

又治本邑一少妇，累年多病，身形羸弱，继又下白带甚剧，屡经医治不效。诊其脉迟弱无力，自觉下焦凉甚，亦治以清带汤，为加干姜六钱，鹿角胶三钱，炙甘草三钱，连服十剂全愈。统以上经验观之，则海螵蛸、茜草之治带下不又确有把握哉，至其能消癥瘕与否，因未尝单重用之，实犹欠此经验而不敢遽定也。

对药评析：案中张锡纯龙骨、牡蛎伍用，收敛止带力强；海螵蛸、茜草合参，化滞止带功大；且伍以温阳诸品，故收显效。

四、癥瘕案

邻村武生李卓亭夫人，年三十余，癥瘕起于少腹，渐长而上，其当年长者尚软，隔年即硬如石，七年之间上至心口，旁塞两肋，饮食减少，时而昏睡，剧时昏睡一昼夜，不饮不食，屡服此药无效。后愚为诊视，脉虽虚弱，至数不数，许为治愈，授以拙拟理冲汤方（生黄芪三钱，党参二钱，於术二钱，生山药五钱，天花粉四钱，知母四钱，三棱三钱，莪术三钱，生鸡内金黄者三钱），病人自揣其病断无可治之理，竟置不服。次年病益进，昏睡四日不醒，愚用药救醒之，遂恳切告之曰："去岁若用愚方，病愈已久，何至危困若此，然此病尚可为，慎勿再迟延也。"仍为开前方。病人喜，信愚言，连服三十余剂，磊块皆消。惟最初所结之病根，大如核桃之巨者尚在，又加水蛭（不宜炙），服数剂全愈。

对药评析：本案补消相合，扶正祛邪，值得把玩。其中，黄芪、山药伍用，山药以滋肺之阴，黄芪以补肺之阳，山药大滋真阴。二药相伍，一滋阴，一升阳，具有补脾益阴功效。山药、白术伍用，山药滋胃之阴，白术健脾之阳。山药滋胃阴，胃汁充足，自能纳食；白术健脾阳，脾土健壮，自能助胃。二药相伍，一滋阴，一助阳，阴阳协调，相互促进，补而不腻，温而不燥，温补脾胃，健脾滋阴。

三棱、莪术相伍，张氏谓："化血之力三棱优于莪术，理气之力莪术优于三棱。"张锡纯于破血药中，独喜用三棱、莪术者，诚以其既善破血，尤善调气。补药剂中以为佐使，将有瘀者瘀可徐消，既无瘀者亦可借其流通之力，以行补药之滞，而补药之力愈大也。且二者能消冲中瘀血，善理肝胆之郁，善开至坚之结。二药伍用，气血双施，相须为用，破血消癥，行气止痛，运化药力。黄芪、三棱、莪术相伍，黄芪补气固元，顾护气血；棱、莪为化瘀血要药，性非猛烈而建功甚速，既善破血，尤善调气，能使一身气血畅通，瘀滞尽去。三棱化血之力优，莪术行气之功强，张氏谓："二者相近和平，而以治女子瘀血，虽坚如铁石亦能徐徐消除。"三药并用，补破双施，补而不滞，破而无损，开胃健脾，脾胃健壮，运化药力，补气化瘀，破血消癥，善理肝胆之郁，善开至坚之结，故收效明显。

五、妇人二便不调案

一妇人年三十许，因阴虚小便不利，积成水肿甚剧，大便亦旬日不通。一老医投以八正散不效，友人高夷清为出方，用生白芍六两，煎汤两大碗，再用生阿胶二两融化其中，俾病人尽量饮之，老医甚为骇疑，夷清力主服之，尽剂而二便皆通，肿亦顿消。后老医与愚睹面为述其事，且问此等药何以能治此等病？答曰："此必阴虚不能化阳，以致二便闭塞，白芍善利小便，阿胶能滑大便，二药并用又大能滋补真阴，使阴分充足以化其下焦偏盛之阳，则二便自能利也。"

对药评析： 案中张锡纯白芍、阿胶配伍，颇具特色，白芍味苦微酸，性凉多液，善滋阴养血，退热除烦，能收敛上焦浮越之热下行自小便泻出，为阴虚有热小便不利之要药，故有以利小便而兼能滋阴清热之效；阿胶补血止血，滋阴润燥，补肾脏之虚。二药伍用，一利小便，一滑大便，又大能滋补真阴，其滋阴清热之功益著。

六、不孕案

一妇人，自二十出嫁，至三十未育子女。其夫商治于愚。因细询其性质禀赋，言生平最畏寒凉，热时亦不敢食瓜果。其经脉则大致调和，偶或后期两三日。知其下焦虚寒，因思《本经》谓紫石英"气味甘温，治女子风寒在子宫，绝孕十年无子"。遂为拟此汤（温冲汤：生山药八钱，当归身四钱，乌附子二钱，肉桂二钱去粗皮后入，补骨脂三钱炒捣，小茴香二钱炒，核桃仁二钱，紫石英八钱煅研，鹿角胶二钱另炖），方中重用紫石英六钱，取其性温质重，能引诸药直达于冲中，而温暖之。服药三十余剂，而畏凉之病除。后数月遂孕，连生子女。益信《本经》所谓治十年无子者，诚不误也。

对药评析： 案中，张锡纯运用温冲汤治疗不孕，两组对药可以把玩。一是补骨脂、核桃仁配伍，补骨脂补肾助阳，暖丹田；核桃仁补肾固精，益肾阳。张氏认为，补骨脂纯阳之品，直达下焦，以助相火之热力，核桃仁温润多脂，峻补肾脏，以厚相火之基址。二者伍用，木火相滋，补助相火，温补脾肾功佳。二是紫石英、鹿角胶合用，紫石英甘温，暖子宫，质重达冲脉，治女子风寒在子宫，绝孕无子；鹿角胶为血肉有情之品，温养冲脉，填精益肾。二药相合，一金石药温冲暖宫，一有情品益肾填精，共奏益肾温冲之功，使冲脉得养，胎孕乃成。现代多用温冲汤加减治疗痛经证属寒湿凝滞，胞宫中寒，冲任失司，血行失畅所致者；或月经后期证属肾阳虚衰，寒滞下焦，冲任不调，经脉失畅所致者。

七、滑胎案

友人张洁泉善针灸，其夫人素有滑胎之病。是以洁泉年近四旬，尚未育麟。偶与谈及，问何以不治。洁泉谓每次服药，皆无效验，即偶足月，产下亦软弱异常，数日而殇。此盖关于禀赋，非药力所能挽回也。愚曰：挽回此证甚易，特视用药何如耳。时其夫人受孕三四月，遂治以此方（菟丝子炒熟四两，桑寄生二两，川续断二两，真阿胶二两），服药两月，至期举一男，甚强壮。

对药评析：菟丝子、续断、阿胶、桑寄生四药参合，补肾固胎，功莫大焉。

八、产后风案

东海渔家妇，产后三日，身冷无汗，发搐甚剧。时愚（张锡纯）游海滨，其家人造寓求方，其地隔药房甚远，而海滨多产麻黄，可以采取。遂俾取麻黄一握，同鱼鳔胶一具，煎汤一大碗，乘热饮之，得汗而愈。用鱼鳔胶者，亦防其下血过多，因阴虚而发搐，且以其物为渔家所固有也。

对药评析： 麻黄逐寒搜风；鱼鳔胶补肾益精，滋养血脉。二药伍用，相互制约，养血息风。且张锡纯就地取材，信手拈来，用之取效，可以窥见一代宗师的渊博学识和仁爱之心。

第二节
柳学洙验案

一、痛经案

案一

朱某，女，27岁，某厂工人。1977年9月29日就诊。

症见：经期腹痛，经血有块，结婚四个月，婚后痛重。恶心，食可。经期准，现经后七天，舌淡有齿痕，脉沉滑。

证属：瘀血阻于胞宫。

治法：化瘀温经。

药用：

当归 9g	川芎 6g	赤芍 9g	桃仁 9g
红花 9g	香附 9g	胡芦巴 9g	川楝子 6g
半夏 9g	甘草 6g		

3剂，水煎服，每日1剂。

二诊（10月2日）：加党参12g，细辛1.5g，3剂。

三诊（10月6日）：再取上方3剂。后以成药坤顺丸、得生丹调理而愈。

对药评析：瘀血阻于胞宫之痛经，活血化瘀，温冲调经当为正治，柳学洙常常桃仁、红花相伍，相须为用，以增活血化瘀之效，再伍以温冲调经诸药，则收效显著。

案二

周某，女，34 岁，某村人。1977 年 8 月 17 日就诊。

症见：经期少腹痛，经血有块，色淡。腰痛，带下，食可，二便调，少寐。月经后期五天。舌淡红，脉缓。

证属：血虚血瘀。

治法：养血温经止带。

药用：

当归 9g	川芎 6g	白芍 9g	熟地黄 12g
茴香 9g	延胡索 9g	山药 12g	银杏 9g
金银花 12g	紫石英（先煎）9g		

3 剂，水煎服，每日 1 剂。

二诊（8 月 22 日）：加桃仁 9g，红花 9g。3 剂。

三诊（9 月 10 日）：月经已净，共持续 4 天，现带下量多清稀。上方去紫石英、茴香，加胡芦巴 9g，肉桂 6g，申姜 12g。3 剂。

以后又服 6 剂，带止。再来月经少腹未痛。

对药评析：柳学洙将紫石英、小茴香伍用，意在暖宫散寒，温冲调经。对于血虚血瘀之痛经，伍以他药治疗，使宫暖冲调，经痛自消。

二、月经先期案

案一

王某，女，16 岁，某校学生。1978 年 10 月 20 日就诊。

症见：14 岁月经初潮，一年来，每次月经提前 7~10 天，量多色紫，腰痛乏力，舌淡红，脉细。

证属：阴虚血热。

治法：养阴凉血。

药用：

女贞子 15g	墨旱莲 15g	生地黄 10g
白芍 10g	太子参 15g	血余炭 10g
炒稻芽 15g	海螵蛸 10g	茜草炭 6g

3 剂，水煎服，每日 1 剂。

二诊（10 月 30 日）：仍腰痛，乏力。原方去太子参，加党参 15g，丹参 15g，葛根 10g，水煎服，隔日 1 剂，连服 15 剂。

三诊（12 月 2 日）：本次月经未提前，仍取原方，隔 2 日服 1 剂，又服 10 余剂而月经正常。

对药评析： 本案在养阴清热凉血诸品中加入海螵蛸、茜草炭收敛止血，敛而不滞，故有显效。

案二

齐某，女，32 岁，某村人。1978 年 10 月 13 日就诊。

症见：3 个月来，月经每月提前 7 天，腰痛带下，少腹绵绵作痛，着凉后尿频尿痛。头胀，食少，舌淡脉细。

证属：脾气不足，肾虚不固。

治法：健脾补肾。

药用：

菟丝子 12g　　沙苑子 12g　　山药 15g

芡实 15g　　胡芦巴 10g　　益智仁 6g

蒲公英 15g　　石韦 10g　　陈皮 10g

党参 15g　　麦冬 10g

3 剂，水煎服，每日 1 剂。

二诊（10 月 17 日）：昨日因着急而脘痛，上方加香附 10g，延胡索 10g，又服 3 剂，每日 1 剂。

后以上方加减，共用药 20 余剂，诸症遂愈。

对药评析： 本案山药、党参伍用，健脾补气，参以补肾诸药，俾脾气健、肾气固，则月经守信而至。

案三

李某，女，39 岁，某村人。1979 年 6 月 20 日就诊。

症见：2 个月来，月经提前十天，经血色黑有块，右胁痛，气短。舌有齿痕，脉沉弦。

证属：肝郁血瘀。

治法：疏肝化瘀。

药用：

沉香 4g　　郁金 10g　　生龙骨 20g　　桃仁 10g

红花 10g　　丹参 15g　　太子参 15g

3 剂，水煎服，每日 1 剂。

二诊（6 月 24 日）：胁痛减，又服 2 剂。

再次月经已正常，血块大减，色紫红，又服上方 3 剂。愈。

对药评析：沉香、郁金配伍，疏肝行气功大，再伍以桃仁、红花、丹参活血化瘀诸药，则肝郁得舒，肝气得畅，瘀滞得行，月经自调。

三、月经后期案

冯某，女，35 岁，某部军人家属。1979 年 6 月 20 日就诊。

症见：月经迟期 8 天，已数月，经血有块，小便有下坠感，舌正，脉缓。

证属：瘀滞胞宫。

治法：化瘀调经。

药用：

桃仁 12g　　红花 3g　　苏木 10g　　土鳖虫 6g
牛膝 10g　　川芎 5g　　三棱 10g　　莪术 10g
冬葵子 10g

3 剂，水煎服，隔日 1 剂。

愈。

对药评析：案中三棱、莪术相伍，活血化瘀，其功甚大；桃仁、红花联用，活血通经；苏木、土鳖虫配伍，化瘀通经；俾气滞行，瘀血化，月经调。故本案诚有捷效。

四、崩漏案

于某，女，19岁。1971年8月1日就诊。

症见：月经量过多，持续4个月不净。食欲佳，面色萎黄，脉细弱。查血红蛋白4.5g，红细胞2.5×10^{12}，血小板18.3×10^{9}。

证属：气血两虚。

治法：补益气血，兼收涩固脱。

药用：

党参30g	阿胶（烊化）18g	五倍子12g
血余炭12g	刺猬皮12g	海螵蛸30g
柴胡6g	茜草炭6g	赤石脂9g
石榴皮12g	三七粉（冲服）3g	仙鹤草15g

3剂，水煎服，每日1剂。

二诊(8月12日)：略有烦热，纳呆。前方加川柏4.5g，陈皮9g，每日1剂，共5剂。

三诊(8月17日)：血已止，去柴胡、海螵蛸、茜草、石榴皮、赤石脂、仙鹤草，加桂圆肉12g，旱莲草12g，3剂。愈。

对药评析：本案崩漏，证属气血两虚。柳学洙以党参、阿胶配伍，旨在补益气血；五倍子、刺猬皮、赤石脂、石榴皮四药联用，相须建功，收涩固脱，固崩止血；海螵蛸、茜草炭配伍，化瘀止血。俾气血充盛，固摄有权，崩漏可止。故该案诚有捷效。

五、滑胎案

果某，女，30岁，某村人。1972年8月9日就诊。

症见：流产数胎，腰痛乏力，舌淡，脉细。现妊娠2个月。

证属：肾虚胎元不固。

治法：益肾固胎。

药用：

菟丝子30g　阿胶（烊化）15g　杜仲炭18g

川断18g　　桑寄生30g　　　砂仁6g

共为细末，炼蜜为丸，重9g，每天1丸，温开水送服。服至280天，生一男孩。

对药评析： 此案仿张锡纯之寿胎丸意，菟丝子、阿胶、川断、桑寄生四药伍用，补肾养血安胎，故取效尤著。

六、子肿案

孙某，女，40岁，某村人。1973年4月13日就诊。

症见：妊五月，纳少，两下肢肿，按之凹陷不起，腰酸，脉细。

证属：脾肾两虚。

治法：益肾健脾。

药用：

桑寄生 9g　　白术 6g　　茯苓 9g　　冬瓜皮 9g

砂仁 6g　　　陈皮 6g

10 剂。

肿消，腰痛愈。

对药评析： 案中白术、茯苓相伍，健脾利水；桑寄生、砂仁合用，补肾安胎。此即"有故无陨，亦无陨也"。

第三节
陈宝贵验案

一、月经量少、痛经案

曹某，女，42岁。2008年4月5日初诊。

症见：2年来月经量少，有血块，近3个月来更甚，经来腹痛。舌暗，苔白，脉弦。

证属：气滞血瘀。

治法：疏肝化瘀。

药用：

益母草30g	当归15g	川芎10g	赤芍15g
郁金10g	香附10g	柴胡10g	陈皮10g
桃仁10g	红花10g	甘草10g	

7剂，水煎服450mL，分早、中、晚3次温服，日1剂。

二诊（4月12日）：月经止，此次月经量增多，腹痛减，色泽转淡。原方继服30剂。

三诊（5月5日）：此次月经未腹痛，经血色量均可。改为丸药巩固1个月。

随访月经色量正常。

对药评析：陈宝贵以郁金、香附相伍，疏肝理气功大；

桃仁、红花合用，活血化瘀调经效强；伍以益母草、当归、川芎、赤芍诸药活血调经。故肝气舒，气滞行，瘀血化，经血畅，通则不痛。

二、崩漏案

赵某，女，49岁。2013年6月16日初诊。

症见：近1年来月经推迟，经量时多时少，腰酸背痛，周身乏力，时有颜面烘热汗出，纳欠佳，夜寐欠安。此次月经淋漓20余天，于门诊查妇科彩超未见明显异常，后求诊于陈宝贵。现症：小腹坠胀不适，月经淋漓不止，量少色淡，两颧潮红，腰酸背痛，小腹压之不适，纳欠佳。望其舌淡红苔白，诊其脉细弱。

中医诊断：崩漏。

证属：脾肾亏虚，经血不摄。

治法：滋阴补肾，健脾止血。

药用：

熟地黄 20g	山萸肉 20g	山药 30g	丹皮 10g
黄芪 30g	党参 20g	白术 15g	柴胡 5g
升麻 5g	炮姜 15g	淫羊藿 30g	五味子 5g
棕榈炭 20g			

5剂，水煎服，日1剂。

二诊（6月21日）：服后月经即止，腰酸腰痛明显缓解。减去棕榈炭。又取7剂。

随访，患者颜面烘热汗出、纳欠佳均缓解。

对药评析： 本案崩漏治疗中，陈宝贵将山萸肉、山药二者配伍，敛肝固肾；黄芪、白术合参，补气健脾摄血；柴胡、升麻伍用，升阳举陷；五味子、棕榈炭同伍，相须为用，酸敛止血。可谓标本兼治，塞流、澄源、复旧并举，故收效显著。

三、带下案

张某，女，28 岁。2011 年 10 月 15 日就诊。

症见：白带异常 3 个月来诊。白带量多且清稀，腰痛畏寒，纳少便溏。舌淡，苔白，脉弦。曾在妇科诊断为阴道炎，服消炎药治疗效果不佳。

证属：脾肾两虚。

治法：健脾补肾，固涩止带。

药用：

党参 15g	炒白术 20g	炒山药 20g
陈皮 10g	白芍 15g	炒车前子（包煎）10g
甘草 6g	炮姜 10g	鹿角片 10g
佛手 10g	香橼 10g	鸡内金 10g

7 剂，水煎服，分早、中、晚 3 次温服。

二诊（10 月 22 日）：白带减少，腰痛减轻，纳少便溏改善。上方加茯苓 30g。14 剂。

三诊（11 月 6 日）：诸症皆消，前方又取 14 剂，巩固疗效。

对药评析：带下属脾肾两虚者，当健脾补肾，方为正治。陈宝贵党参、炒白术配伍，旨在加强健脾益气之效；炒山药、鹿角片合用，意为促进健脾补肾之能。使脾健肾固，带脉约束，故收效显著。

四、滑胎案

李某，女，32 岁。2003 年 5 月 15 日就诊。

症见：自述婚后已怀孕三胎，均无明显原因而流产。今已怀孕 3 个月，要求保胎。体质尚健壮。舌淡，苔白，脉滑。

证属：脾肾两虚，胎元不固。

治法：补肾，健脾，安胎。

药用：

菟丝子 30g	桑寄生 30g	川续断 30g
阿胶 10g	炒杜仲 30g	补骨脂 15g
生地黄 15g	女贞子 15g	旱莲草 15g
黄芪 15g	白术 10g。	

诸药混合共为细末，炼蜜为丸，每丸 10g，每日 3 次，每次 1 丸，饭前半小时服。服至 7 个月，足期产一健康男婴。

对药评析：本案滑胎，证属脾肾两虚，胎元不固。陈宝贵以菟丝子、桑寄生、川续断、阿胶四者联用，补肾固胎；女贞子、旱莲草合用，滋阴补肝肾，亦为陈氏常用对药之一；黄芪、白术合伍，补气健脾功效增强。俾肝肾足，脾气健，阴血荫，则胎气安，胎元固。

第四节
刘建验案

一、月经过少案

刘某，女，43岁。2023年5月7日初诊。

初诊：患者诉月经过少一年有余，经色淡红，伴倦怠乏力、腰痛。望其面色萎黄，舌质淡、舌体胖大边有齿痕，诊其脉沉缓。诊断为月经过少。

证属：气血两虚，肾气不足。

治法：补气养血，益肾调冲。

方选：八珍汤合寿胎丸加减。

药用：

黄芪 40g	党参 12g	炒白术 15g
茯苓 12g	炙甘草 8g	熟地黄 15g
炒白芍 15g	当归 12g	川芎 12g
山药 15g	苍术 12g	醋香附 15g
桑寄生 15g	菟丝子 12g	续断 15g
阿胶（烊化冲服）3g		

14剂，水煎服，1日1剂，1日2次。

二诊：患者于2023年5月21日复诊。自诉药后月经来潮，经量增多，经色褐红，倦怠乏力、腰痛症状减轻，望其面色似有光泽，舌质淡红、舌体胖大边有齿痕，诊其脉缓。见上方已收效，遂效不更方，继进上方14剂。

三诊：患者于2023年6月4日复诊。诉倦怠乏力、腰痛明显减轻，望其面色红润，舌质淡红苔薄，诊其脉缓。遂于上方减苍术、桑寄生，再进14剂。

后随访，月经来潮，经量正常。

对药评析：案中黄芪、党参配伍，二者相辅相成，补气效宏；黄芪、白术合用，补气健脾功大；炒白术、山药伍用，健脾益气，滋生化源；熟地黄、当归同用，补血养血，其功尤甚；桑寄生、续断二药参合，补肾强腰；菟丝子、阿胶伍用，补肾养血。诸药合用，使化源足，气血生，冲任调，经自盈，诸症得愈。

二、月经过多案

杨某，女，33岁。2023年1月3日初诊。

初诊：月经量多。伴倦怠乏力，月经先期，经期延长，月经血块多，贫血。望其舌体淡胖、边有齿痕；诊其脉虚缓。诊断为月经量多。

证属：脾不统血。

治法：健脾摄血调经。

方选：归脾汤合固冲汤加减。

药用：

黄芪 40g	党参 12g	炒白术 15g
茯苓 12g	炒山药 15g	当归 12g
制远志 10g	炒酸枣仁 12g	酒萸肉 15g
龙眼肉 10g	茜草 12g	熟地黄 15g
仙鹤草 30g	炒白芍 12g	川芎 12g
三七粉（冲服）3g		

14 剂，水煎服，1 日 1 剂，1 日 2 次。

二诊：患者于 2023 年 1 月 17 日复诊。诉倦怠乏力减轻、月经血块减少，余症仍存。望其舌体淡胖、边有少许齿痕；诊其脉虚缓。前方继进 14 剂。

三诊：患者于 2023 年 1 月 31 日复诊。诉倦怠乏力明显减轻，月经血块消失，经期、经量正常。望其舌质淡红、舌体略胖，诊其脉缓。效不更方，继进前方 14 剂。

后随访，其病告愈。

对药评析： 本案与前案病机相同，却病症不一。刘建在本病的治疗中侧重于扶正固本之治，黄芪、炒白术，炒白术、炒山药，黄芪、山茱萸，三组对药联用，补气健脾固脱；熟地黄、白芍配伍，一温一凉，相互为用，共奏滋阴养血之功。

另外，熟地黄、山药合伍，又有新意：熟地黄甘微温，为补肾补血要药，山药味甘归脾，乃健脾益气主品。二者共奏补肾补血、健脾固气之效。根据兼证，再伍以他药，则本固血调，月经循期而至。

三、月经后期案

唐某，女，25岁。2023年5月17日初诊。

初诊：月经后期20天，伴气短、心悸、寐差。望其舌质淡、边有齿痕，诊其脉虚缓。诊断为月经后期。

证属：气血两虚，大气下陷。

治法：益气养血，升举胸中大气。

方选：十全大补汤、升陷汤合归脾汤加减。

药用：

黄芪 30g	炒白术 12g	党参 12g	熟地黄 15g
当归 12g	炒白芍 12g	升麻 8g	桔梗 8g
柴胡 8g	知母 12g	茯神 8g	制远志 8g
炒酸枣仁 12g	木香 12g	龙眼肉 10g	

7剂，水煎服，1日1剂，1日2次。

二诊：患者于2023年5月25日复诊。诉月经后期，气短、心悸减轻，寐差较前好转。舌脉同前。效不更方，继服上方7剂以固前效。

三诊：患者于2023年6月1日复诊。诉月经来潮，气短、心悸减轻，寐转安。望其舌质淡、边有少许齿痕，诊其脉虚缓。效不更方，继服上方7剂以固前效。

对药评析： 案中刘建多组对药联用。其中，黄芪、知母配伍，一温一寒，温补凉润，相辅相成，而有补气升阳之妙用。黄芪、桔梗伍用，黄芪甘温，补气升阳，益卫固表。桔梗辛散，宣开肺气，载药上达；黄芪得桔便，则补而不滞，升提力大；桔梗得黄芪，则宣中有补，载药上达。二药相伍，升提大气之力增强。黄芪、升麻、柴胡合用，黄芪性温而升，补气升阳；升麻辛甘微寒，升阳举陷；柴胡苦辛微寒，疏肝解郁，升举阳气。黄芪以补胸中大气上升为首，升麻以引阳明清气上行为主，柴胡以升少阳清气上行为要。黄芪行气于中，升麻行气于右，柴胡行气于左。三药参合，升提之力甚大。黄芪、炒白术合用，补气健脾，其效大增。黄芪、龙眼肉合参，黄芪大补元气，元气充盛，则能生血、助血上行；龙眼肉味甘色赤，补益心脾，养血安神；二药配伍，补气养血，摄血。

黄芪、当归相伍，黄芪补气升阳，当归补血、活血，调经止痛；黄芪性温升发，同气相求以补肝气，当归性温液浓，养血柔肝以复肝气；黄芪得当归之宣通使气血各有所归，当归借黄芪之升补使气旺而能血活；二药并用，一气一血，气血兼治，相互促进，相辅相成，相得益彰，内润脏腑，外运肌表，补气生血活血，和血息风，补肝调肝，调经固崩。

龙眼肉、炒枣仁：龙眼肉滋生心血，保合心气，滋补脾血；炒枣仁补敛心气，养心安神。二药伍用，补心安神的力量增强。诸药合参，共奏补气健脾、养血安神之功，故气盛血充，心脾得养，生化有源，月经守信而至。

四、黄褐斑、月经后期案

陈某，女，38岁。2023年4月5日初诊。

初诊：黄褐斑、月经后期2个月就诊，伴腹胀、眠欠佳。

望其舌体淡胖、边有齿痕，诊其脉缓略弦。诊断为黄褐斑、月经后期。

证属：肝郁脾虚。

治法：疏肝健脾调经。

方选：黑逍遥散加减。

药用：

柴胡 12g	炒白芍 15g	生白术 15g
茯苓 12g	当归 12g	薄荷（后下）10g
薏苡仁 30g	白扁豆 12g	熟地黄 15g
川芎 12g	陈皮 12g	生姜 8g
炒枳实 15g	白及 12g	菟丝子 12g
酸枣仁 12g		

14 剂，水煎服，1 日 1 剂，1 日 2 次。

二诊：患者于 2023 年 4 月 19 日复诊。诉腹胀消失、睡眠转佳，余症仍存。望其舌体淡胖，边有少许齿痕；诊其脉缓略弦。遂于上方去枳实、陈皮、酸枣仁，加香附 15g，玫瑰花 15g，继进 14 剂。

药用：

柴胡 12g	炒白芍 15g	生白术 15g
茯苓 12g	当归 12g	薄荷（后下）10g
薏苡仁 30g	白扁豆 12g	熟地黄 15g
川芎 12g	生姜 8g	香附 15g
玫瑰花 15g	白及 12g	菟丝子 12g

14剂，水煎服，1日1剂，1日2次。

三诊：患者于2023年5月4日复诊。诉面部黄褐斑减轻，色素沉着颜色变淡，月经按期来潮。望其舌体淡胖，边有少许齿痕；诊其脉缓。遂于上方加僵蚕12g，继进30剂。

后随访，黄褐斑告愈。

对药评析：案中柴胡、炒白芍配伍，相须为用，疏肝解郁调经功高；白术、茯苓、薏苡仁、白扁豆合用，四白相伍，健脾益气，祛斑美颜；熟地黄、香附伍用，补血调经效显；玫瑰花、白及合伍，调经祛斑力优。诸药合用，共奏疏肝健脾、调经祛斑之功。

五、月经先后无定期案

尹某，25岁，已婚。2023年6月8日就诊。

初诊：患者月经先后无定期，周期22~36天，量多，色暗有血块，经期少腹胀痛，腰痛，大便干燥，2~3日1行，望其舌质红苔黄腻，诊其脉弦略数。诊断为月经先后无定期。

证属：肝郁化火，阴虚气滞。

治法：疏肝清热，理气保阴，佐以化瘀。

方选：丹栀逍遥散合保阴煎加减。

药用：

栀子12g	牡丹皮12g	柴胡12g
炒白芍15g	白术12g	茯苓12g
当归12g	薄荷（后下）10g	山药15g

熟地黄 15g　　　生地黄 15g　　　香附 15g

黄柏 12g　　　续断 15g　　　三七粉（冲服）3g

14 剂，水煎服，1 日 1 剂，1 日 2 次。

二诊：患者自诉月经来潮，月经周期为 28 天，月经量可，血块减少，行经期间少腹胀痛、腰痛减轻，大便 1~2 日 1 行，望其舌质红苔薄黄，诊其脉弦。遂效不更方，继进 14 剂。

三诊：患者自诉经期少腹胀满、腰痛症状消失，大便 1 日 1 行，睡眠较好。望其舌淡红苔薄，诊其脉弦。继服上方 14 剂，以固前效。

后随访 3 个月，患者月经周期 27~28 日，经期 5~7 天，月经量适中。

对药评析：本案月经先后无定期，乃肝郁化火，阴虚气滞所致。方中栀子、牡丹皮，合用清热凉血调经；炒白芍、香附配伍，疏肝理气调经；熟地黄、生地黄伍用，补肾养血调经；山药、黄柏合伍，补肾养阴调经。诸药合参，共奏疏肝清热、理气保阴、化瘀调经之效。

六、痛经案

陈某，女，29 岁。2023 年 8 月 9 日初诊。

初诊：患者诉月经来潮时少腹疼痛半年，无血块，伴乳房胀痛、倦怠乏力、腹泻，同时患乳腺结节数月。望其舌体淡胖、边有齿痕；诊其脉沉弦。诊断为痛经。

证属：肝郁脾虚证。

治法：疏肝健脾，调经止痛。

方选：逍遥散合完带汤加减。

药用：

北柴胡 12g　　炒白芍 16g　　当归 12g

茯苓 12g　　　白术 15g　　　薄荷 10g

巴戟天 12g　　炒山药 15g　　炒薏苡仁 30g

炙甘草 8g　　　荆芥穗 8g　　　盐车前子（包煎）12g

陈皮 12g　　　生姜 8g

10 剂，水煎服，1 日 1 剂，1 日 2 次。

二诊：患者于 2023 年 8 月 20 日复诊。诉服药后痛经有所缓解，乳房胀痛、倦怠乏力、腹泻症状也有所减轻。望其舌体淡胖、有少许齿痕；诊其脉沉弦。遂于上方去薄荷，加香附 15g。

药用：

北柴胡 12g　　炒白芍 16g　　当归 12g

茯苓 12g　　　白术 15g　　　香附 15g

巴戟天 12g　　炒山药 15g　　炒薏苡仁 30g

炙甘草 8g　　　荆芥穗 8g　　　盐车前子（包煎）12g

陈皮 12g　　　生姜 8g

28 剂，水煎服，1 日 1 剂，1 日 2 次。

三诊：患者于 2023 年 10 月 23 日复诊。诉经行时疼痛消失，诸症皆无，惟小溲有热痛感；望其舌体淡略胖少许齿痕，诊其脉沉缓。遂于上方去巴戟天，以生甘草易炙甘草。

药用：

北柴胡 12g	炒白芍 16g	当归 12g	茯苓 12g
白术 15g	牛膝 15g	炒山药 15g	
生甘草 8g	炒薏苡仁 30g	荆芥穗 8g	
盐车前子（包煎）12g		陈皮 12g	生姜 8g

14 剂，水煎服，1 日 1 剂，1 日 2 次。

后随访，其病告愈。

对药评析：炒白芍、炙甘草伍用，张锡纯亦多喜用之，案中刘建将二者的配伍剂量比例按 2∶1 运用，取其酸甘化阴、温中缓急止痛之效；白术、炒山药合用，健脾益气止泻功强；巴戟天、炒薏苡仁并施，温肾健脾固泻之力大增，且又具温火补土、温冲暖宫之意；临证中，伍以疏肝调经、健脾止泻诸法，则肝气疏、脾气健、痛经蠲、泄泻止，诸症得除。

七、闭经案

吴某，女，33 岁。2022 年 12 月 1 日初诊。

初诊：患者月经停闭 4 月余，近日高热 3 天，伴咳嗽、食欲减退、便秘。望其舌边尖红，诊其脉细而无力。诊断为闭经。

证属：阴精亏虚。

治法：养阴清热调经。

方选：资生通脉汤加减。

药用：

炒白术 15g	山药 15g	鸡内金 12g
龙眼肉 10g	山茱萸 15g	枸杞子 15g
玄参 12g	白芍 16g	桃仁 12g
红花 12g	甘草 8g	生地黄 15g
浙贝母（打碎）12g	阿胶（烊化冲服）3g	
当归 12g		

14 剂，水煎服，1 日 1 剂，1 日 2 次。

二诊：患者于 2022 年 12 月 15 日复诊。诉月经尚未来潮，咳嗽，食欲稍减，高热已退，便秘。望其舌尖红，诊其脉细弱。遂去生地黄，再进 14 剂。

药用：

炒白术 15g	山药 15g	鸡内金 12g
龙眼肉 10g	山茱萸 15g	枸杞子 15g
玄参 12g	白芍 16g	桃仁 12g
红花 12g	甘草 8g	浙贝母（打碎）12g
当归 12g	阿胶（烊化冲服）3g	

14 剂，水煎服，1 日 1 剂，1 日 2 次。

三诊：患者于 2022 年 12 月 29 日复诊。诉月经来潮，眠欠佳，纳可，近半月未出现明显咳嗽、便秘。望其舌质淡红，诊其脉缓小滑。去浙贝母、当归、阿胶，加炒酸枣仁 12g，再进 14 剂。

药用：

炒白术 15g   山药 15g   鸡内金 12g

龙眼肉 10g   山茱萸 15g   枸杞子 15g

玄参 12g   白芍 16g   桃仁 12g

红花 12g   甘草 8g   炒酸枣仁 12g

14 剂，水煎服，1 日 1 剂，1 日 2 次。

后随访，诸症皆消。

对药评析：山药、龙眼肉伍用，滋胃之阴，其功益著；山茱萸、龙眼肉合用，补肾养血调经；山茱萸、枸杞配伍，滋补肝肾效佳；玄参、白芍相伍，退热有功；桃仁、红花合参，活血通经有效；当归、阿胶同用，一则养血调经，二则润肠通便。诸药合用，共奏调脾胃、补肝肾、活血脉、滋阴清热之功。

八、漏下案

案一

邵某，35 岁。2023 年 4 月 2 日就诊。

初诊：患者自诉月经淋漓不尽 1 月余，最长经期约 50 天，曾服中药汤剂、云南白药、三七粉，注射止血针均无效。行子宫超声示：子宫内膜厚。后经刮宫血止。1 个月后月经症状如前。刻见头晕心悸，面色㿠白，纳眠差，每日漏下血量不多、色淡，腰酸疲乏伴有小腹下坠不适，手足怕凉，大便溏稀，1 日 1~2 次，小便正常。望其舌质淡苔白，诊其右脉沉左脉芤细。诊断为漏下。

证属：气血亏虚，冲任不固。

治法：补气养血，固摄冲任。

方选：归脾汤合四物汤加减。

药用：

黄芪 30g	党参 12g	炒白术 15g	茯苓 12g
当归 12g	制远志 10g	酸枣仁 12g	龙眼肉 10g
鸡血藤 30g	白芍 16g	熟地黄 15g	川芎 12g
陈皮 12g	木香 12g	棕榈炭 15g	炒山药 15g
炙甘草 8g			

14 剂，水煎服，1 日 1 剂，1 日 2 次。

二诊：患者自诉服 7 剂后经血止。服 14 剂后自觉头晕、心悸症状明显改善，眠可，偶有胃胀不适。望其舌质淡、苔白稍腻，诊其脉细尺弱。知前方已收功效，遂效不更方，继服 14 剂。

三诊：患者自诉服药后经期复常，头晕、心悸症状缓解，纳可眠安，自觉时常有饥饿感，1 周体重增加约 2kg，望其舌质红苔薄，诊其脉象充盈有力。遂停用中药饮片煎剂，嘱患者口服归脾丸巩固疗效。

3 个月后随诊，患者月经正常来潮，经期 5~6 天，经量适中，其病告愈。

对药评析：本病属于崩漏范畴，病程时间长，气血亏损兼有脾胃虚弱、心神不宁，如一味重用补益之品，恐滋腻碍胃，有妨脾胃运化，故补中有疏，补疏相合，方不致误。方中黄芪、当归配伍，补血力佳；白术、山药伍用，健脾益气效果尤著；熟地黄、白芍配伍，二者相须为用，补血养血；陈皮、木香相伍，健脾理气行滞。诸药合用，补气养血，健脾固冲，俾气血充足，冲任固摄，则经血调、漏下止、诸症消。

案二

李某，女，49岁。2023年11月29日初诊。

初诊：月经淋漓不尽多日，伴小腹痛、乳房痛、寐差。望其舌体淡胖、边有齿痕，诊其脉沉弦滑。诊断为漏下。

证属：脾不统血。

治法：健脾摄血。

方选：归脾汤、固冲汤合芍药甘草汤加减。

药用：

黄芪 30g	党参 12g	炒白术 15g
当归 12g	远志 8g	炒酸枣仁 12g
山药 15g	酒萸肉 15g	血余炭 15g
棕榈炭 15g	炒白芍 16g	炙甘草 8g
茯苓 12g	茜草 12g	海螵蛸 15g
三七粉（冲服）3g		

7剂，水煎服，1日1剂，1日2次。

二诊：患者于2023年12月6日复诊。诉月经淋漓不尽，小腹痛、乳房痛减轻，寐差较前好转。望其舌体淡胖、有少许齿痕，诊其脉沉略弦。上方去茯苓、茜草、海螵蛸、三七粉，加阿胶 4g。

药用：

黄芪 30g	党参 12g	炒白术 15g
当归 12g	制远志 8g	炒酸枣仁 12g
炒山药 15g	酒萸肉 15g	血余炭 15g
棕榈炭 15g	炒白芍 16g	炙甘草 8g
阿胶（烊化冲服）4g		

7 剂，水煎服，1 日 1 剂，1 日 2 次。

三诊：患者于 2023 年 12 月 20 日复诊。诉月经淋漓量减少，小腹痛、乳房痛减轻，寐差较前好转。舌脉同前。前方加仙鹤草 30g 以增加收敛止血、补虚的功效。继进 7 剂。

四诊：患者于 2023 年 12 月 27 日复诊。诉月经淋漓不尽较前减少，时有小腹痛。乳房痛消失，睡眠转安，望其舌体淡胖、有少许齿痕。诊其脉沉略弦，遂于前方去山萸肉，增加黄芪用量至 40g，加醋香附 15g 以增补气行气止痛之功。继进 7 剂。

药用：

黄芪 40g	党参 12g	炒白术 15g
当归 12g	制远志 8g	炒酸枣仁 12g
炒山药 15g	血余炭 15g	棕榈炭 15g
炒白芍 15g	炙甘草 8g	仙鹤草 30g
醋香附 15g	阿胶（烊化冲服）4g	

7 剂，水煎服，1 日 1 剂，1 日 2 次。

五诊：患者于 2024 年 1 月 3 日复诊。诉月经淋漓已止，小腹痛消失，望其舌质淡红脉缓，遂效不更方，继进前方 7

剂，以固疗效。

对药评析：案中黄芪、炒白术配伍，补气健脾当为正治；炒白术、炒山药合伍，健脾益气功效增强；黄芪、山茱萸合参，补气固脱功莫大焉；茜草、海螵蛸伍用，涩散同施，固敛止血效佳；三七、血余炭二药相伍，一根一炭，补血止血，化瘀生新；山茱萸、三七同用，一敛一散，收敛止血，祛瘀生新；炒白芍、甘草合用，又名芍药甘草汤，甘缓相合，缓中止痛之功益彰。诸药参伍，补气固脱，健脾养心，养血安神，收敛止血，缓中止痛。俾气血充盛，脾气健固，心血得养，五脏得调，则固摄有权，血循常道，诸症皆消。

刘建临床治疗妇科漏下病，遣方用药亦多宗张锡纯用药法度，常常多组对药联用，或标本兼治，或塞流澄源，或复旧调经，不一而足。

九、经行头痛案

张某，女，23 岁，未婚。2023 年 5 月 2 日就诊。

初诊：患者自诉月经 14 岁初潮，月经周期正常、经期 5~7 天，行经期间头痛欲裂，伴有情绪波动、烦躁、失眠，口服布洛芬缓释胶囊症状仍不能完全缓解。望其舌质红苔黄腻，诊其脉象弦数。诊断为经行头痛。

证属：肝郁化火，肝阳上亢。

治法：清热平肝，调气解郁，潜阳止痛。

方选：柴胡疏肝散合建瓴汤加减。

药用:

柴胡 12g	炒白芍 15g	川芎 12g	香附 15g
枳壳 12g	木香 12g	白芷 12g	生地黄 15g
夏枯草 15g	菊花 12g	牛膝 15g	柏子仁 12g
龙骨（先煎）30g		牡蛎（先煎）30g	

14 剂，水煎服，1 日 1 剂，1 日 2 次。

二诊：患者服上方 14 剂后，失眠症状明显缓解，饮食可，仍时有烦躁、情绪波动。望其舌质红苔薄，诊其脉弦。上方加麦冬 12g 以清心安神。继进 14 剂。

三诊：患者正值月经来潮第 2 天，经行头痛症状较前明显改善，未口服止痛药且能耐受。望其舌质红苔薄，诊其脉弦。遂于上方去麦冬。继进 14 剂。

后随访，患者自诉经行头痛未再发作，情绪稳定，嘱其少辛辣、畅情志、悦身心。

对药评析：此案乃肝郁化火，肝阳上亢所致，清热平肝、调气解郁、潜阳止痛当为治疗主法。川芎、炒白芍，二者伍用，疏肝柔肝，活血止痛，无论治疗痛经还是头痛均有显效；川芎、白芷相伍，行气活血止痛；夏枯草、菊花配伍，清肝泄热；木香行气止痛，香附为血中之气药，二者合用，疏肝理气，调气止痛；菊花、柏子仁合用，清肝平肝安神；龙骨、牡蛎同伍，平肝潜阳，镇静安神。诸药合伍，使气调热清，肝舒阳潜，则诸症皆消。

十、带下案

孙某，女，35 岁。2023 年 11 月 12 日初诊。

初诊：患者白带量多 2 月余，倦怠乏力，眠差多梦，便秘。望其舌质淡、舌体胖大边有齿痕，诊其脉虚缓。诊断为带下证。

证属：脾虚湿蕴。

治法：健脾止带，养心安神。

方选：清带汤合归脾汤加减。

药用：

黄芪 40g	党参 12g	白术 15g
炒山药 15g	茯苓 12g	龙骨（先煎）30g
牡蛎（先煎）30g	当归 12g	茜草 12g
海螵蛸 12g	制远志 10g	炒酸枣仁 12g
火麻仁 12g		

14 剂，水煎服，1 日 1 剂，1 日 2 次。

二诊：患者于 2023 年 11 月 26 日复诊。诉白带量稍减，倦怠乏力，便秘，多汗，眠转安。望其舌质淡、舌体胖大边有齿痕，诊其脉缓。遂加浮小麦 30g 以敛汗止汗。再进 14 剂。

药用：

黄芪 40g	党参 12g	白术 15g
炒山药 15g	茯苓 12g	龙骨（先煎）30g
牡蛎（先煎）30g	当归 12g	茜草 12g
海螵蛸 12g	制远志 10g	炒酸枣仁 12g

火麻仁 12g　　　　浮小麦 30g

14 剂，水煎服，1 日 1 剂，1 日 2 次。

三诊：患者于 2023 年 12 月 10 日复诊。诉白带量明显减少，倦怠乏力明显减轻，便秘、多汗症状好转。望其舌体淡胖、有少许齿痕，诊其脉缓有力。上方遂去火麻仁、浮小麦。继进 10 剂。

药用：

黄芪 40g　　　　党参 12g　　　　白术 15g

炒山药 15g　　　茯苓 12g　　　　龙骨（先煎）30g

牡蛎（先煎）30g　当归 12g　　　　茜草 12g

海螵蛸 12g　　　制远志 10g　　　炒酸枣仁 12g

10 剂，水煎服，1 日 1 剂，1 日 2 次。

后随访，诸症皆消。

对药评析：案中刘建黄芪、党参伍用，相须并施，补气功高；白术、炒山药配伍，相须为用，健脾除湿效佳；龙骨、牡蛎合参，固脱敛带力大；茜草、海螵蛸合用，清带止带性良；远志、酸枣仁和伍，宁心安神力优。随证加减，俾气充脾健，气血旺盛，心神得宁，带脉得健，则约束有力，带下自止，诸症自平。

十一、滑胎案

李某，女，26 岁。于 2022 年 5 月 9 日初诊。

初诊：患者妊娠 3 月余，今日晨起见阴道出血，腰酸、腹痛，纳差、多梦、倦怠乏力。望其舌质红苔薄，诊其脉小滑虚缓。诊断为胎动不安。

证属：肾气不固。

治法：补肾纳气，固冲安胎。

方选：寿胎丸合升陷汤加减。

药用：

菟丝子 12g	桑寄生 15g	续断 15g
阿胶（烊化冲服）3g	黄芪 30g	知母 12g
柴胡 8g	桔梗 8g	升麻 8g
当归 12g	炒白术 15g	制远志 8g
炒酸枣仁 12g		

14 剂，水煎服，1 日 1 剂，1 日 2 次。

二诊：患者于 2022 年 5 月 23 日复诊。诉未见阴道出血，腰酸、腹痛稍减，多梦，倦怠乏力，纳可。诊其脉小滑而缓，遂去炒白术。

药用：

菟丝子 12g	桑寄生 15g	续断 15g
阿胶（烊化冲服）3g	黄芪 30g	知母 12g
柴胡 8g	桔梗 8g	升麻 8g
当归 12g	制远志 8g	炒酸枣仁 12g

14 剂，水煎服，1 日 1 剂，1 日 2 次。

三诊：患者于 2022 年 6 月 6 日复诊。诉腰酸、腹痛、倦怠乏力明显减轻，纳可眠安。望其舌质淡红苔薄，诊其脉小滑而缓。上方乃去制远志、炒酸枣仁。再进 14 剂，以固前效。

药用：

菟丝子 12g　　　　　桑寄生 15g　　续断 15g

阿胶（烊化冲服）3g　黄芪 30g　　　知母 12g

柴胡 8g　　　　　　　桔梗 8g　　　　升麻 8g

当归 12g

14 剂，水煎服，1 日 1 剂，1 日 2 次。

后随访，胎元安固，诸症皆消。

对药评析： 菟丝子、续断、阿胶伍用，三者皆有补肾之功，阿胶滋阴养血，三者共用，补肾养血，肾精充盛而胎气自固；黄芪、知母配伍，一温一凉，温凉相济，补气功大；柴胡、升麻、桔梗并施，相须为用，升阳举陷，载药上行，再随证参以他法，则大气充盛，肾气充盈，阴血充足，胎元固摄有权，诸症可消。张锡纯对于寿胎丸的功效曾一言以概之："凡受妊之妇，于两月之后徐服一料，必无流产之弊。"

十二、产后恶露不绝案

庞某，女，49 岁。2023 年 11 月 29 日初诊。

初诊：患者产后恶露淋漓不尽 1 个月，腹痛，心慌气短，倦怠乏力，多汗。望其舌质淡苔白，诊其脉芤而弱。诊断为产后恶露不绝。

证属：冲任不固。

治法：补气固冲，健脾敛汗。

方选：理冲汤、芍药甘草汤合来复汤加减。

方药：

黄芪 30g　　党参 12g　　　　　炒白术 15g

炒山药 15g　天花粉 12g　　　　知母 12g

棕榈炭 15g　血余炭（冲服）15g　鸡内金 12g

山萸肉 15g　龙骨（先煎）30g　　牡蛎（先煎）30g

炒白芍 16g　炙甘草 8g　　　　　茜草 12g

14 剂，水煎服，1 日 1 剂，1 日 2 次。

二诊：患者于 2023 年 12 月 13 日复诊。诉恶露、腹痛消失，心慌气短稍减，仍有倦怠乏力，汗出减少。望其舌质淡苔白，诊其脉虚缓。遂于上方去茜草，黄芪加量至 40g，另加阿胶 4g 以养血扶正。继进 14 剂。

方药：

黄芪 40g　　党参 12g　　　　炒白术 15g

炒山药 15g　天花粉 12g　　　知母 12g

棕榈炭 15g　血余炭 15g　　　鸡内金 12g

山萸肉 15g　龙骨（先煎）30g　牡蛎（先煎）30g

炒白芍 16g　炙甘草 8g　　　　阿胶（烊化冲服）4g

14 剂，水煎服，1 日 1 剂，1 日 2 次。

三诊：患者于 2023 年 12 月 27 日复诊。诉心慌气短明显减轻，偶有倦怠乏力。望其舌质淡红苔薄，诊其脉缓。继服前方，以固前效。

方药：

黄芪 40g	党参 12g	炒白术 15g
炒山药 15g	天花粉 12g	知母 12g
棕榈炭 15g	血余炭 15g	鸡内金 12g
山萸肉 15g	龙骨（先煎）30g	牡蛎（先煎）30g
炒白芍 16g	炙甘草 8g	阿胶（烊化冲服）4g

14剂，水煎服，1日1剂，1日2次。

后随访，其病告愈。

对药评析： "有形之血不能速生，无形之气所当急固"乃该案的首要治则。案中黄芪、党参相伍，补气力大；炒白术、炒山药同用，健脾固摄之功大增；山萸肉、龙骨、牡蛎伍用，敛脱固摄功效尤显；棕榈炭、血余炭联伍，养血止血性良；炒白芍、炙甘草配伍，酸甘化合，缓急止痛。根据兼症，随证加减，则中气充足，脾气健固，血有化源，固摄有权，澄源复旧，诸症皆消。

十三、阴挺案

刘某，女，32岁。2021年3月12日初诊。

初诊：患者产后2个月，子宫脱出15日，腰痛，急躁易怒，胸闷气短，二便常有下坠感。望其舌质红苔薄，诊其脉弦。诊断为阴挺。

证属：肝郁气虚。

治法：疏肝补气升陷。

方选：升肝舒郁汤合理郁升陷汤加减。

药用：

生地黄 15g　当归 12g　知母 12g　柴胡 8g

乳香 10g　　没药 10g　川芎 12g　黄芪 30g

当归 12g　　桔梗 8g　　升麻 16g　桂枝 12g

炒白芍 15g　炒白术 15g

14 剂，水煎服，1 日 1 剂，1 日 2 次。

二诊：患者于 2021 年 3 月 26 日复诊。诉子宫脱出，腰痛消失，急躁易怒、胸闷气短稍减轻，二便仍有下坠感。舌脉同前。因腰痛消失，故升麻用量减半，黄芪加量以增补气之功。再进 14 剂。

药用：

生地黄 15g　当归 12g　知母 12g　柴胡 8g

乳香 10g　　没药 10g　川芎 12g　黄芪 40g

当归 12g　　桔梗 8g　　升麻 8g　　桂枝 12g

炒白芍 15g　炒白术 15g

14 剂，水煎服，1 日 1 剂，1 日 2 次。

三诊：患者于 2021 年 4 月 9 日复诊。诉子宫脱出，胁肋胀痛，急躁易怒、胸闷气短明显减轻，下坠感消失。舌脉同前。加龙骨 30g，牡蛎 30g。继服 14 剂。

药用：

生地黄 15g　当归 12g　　知母 12g

柴胡 8g　　乳香 10g　　没药 10g

川芎 12g　　黄芪 40g　　当归 12g

桔梗 8g　　　升麻 8g　　　桂枝 10g

炒白芍 15g　炒白术 15g　龙骨（先煎）30g

牡蛎（先煎）30g

14剂，水煎服，1日1剂，1日2次。

四诊：患者于2021年4月23日复诊。诉子宫回纳，胁肋胀痛、急躁易怒、胸闷气短消失。望其舌质淡红苔薄，诊其脉小弦。上方去龙骨、牡蛎，以固前效。

药用：

生地黄 15g　　当归 12g　　知母 12g　　柴胡 8g

乳香 10g　　　没药 10g　　川芎 12g　　黄芪 40g

当归 12g　　　桔梗 8g　　　升麻 8g　　　桂枝 12g

炒白芍 15g　　炒白术 15g

14剂，水煎服，1日1剂，1日2次。

对药评析：乳香、没药二药并施，能透达脏腑，疏通经络，治疗肝郁气滞引起的疾病，屡见显效；柴胡、桂枝并用，皆有疏肝升发之能；黄芪、桂枝伍用，补气升肝举陷力大；黄芪、知母配伍，凉润兼济，补而不燥；炒白芍、炒白术伍用，柔肝疏肝健脾，以助升发；龙骨、牡蛎二药伍用，相互促进，敛正固脱功高；柴胡、升麻、桔梗三药并伍，补气升提功莫大焉，柴胡引下陷之气左升，升麻引下陷之气右升，桔梗载诸药上达胸中，可使下陷之气得升，胸阳得振。诸药共伍，大气得升，肝气得舒，气机升提有权，诸症可平。

十四、乳痈案

方某，女，28 岁。2022 年 7 月 1 日初诊。

初诊：患者产后 1 月余，乳房胀痛 7 日，双侧乳房红肿而硬，面红，发热，伴便秘。望其舌质红苔黄，诊其脉弦数。诊断为乳痈。

证属：热毒蕴结。

治法：清热解毒，活血通络。

方选：消乳汤合仙方活命饮加减。

药用：

知母 12g	连翘 8g	金银花 12g
瓜蒌 8g	丹参 15g	乳香 10g
没药 10g	三棱 12g	白芷 12g
浙贝母（打碎）12g	防风 12g	当归 12g
天花粉 15g	陈皮 12g	火麻仁 10g

7 剂，水煎服，1 日 1 剂，1 日 2 次。

二诊：患者于 2022 年 7 月 8 日复诊。乳房胀痛减轻，双侧乳房偏红，面红，便秘，失眠。望其舌质红苔薄，诊其脉弦数。上方加炒酸枣仁 12g。再进 10 剂。

药用：

知母 12g	连翘 8g	金银花 10g
瓜蒌 8g	丹参 15g	乳香 10g
没药 10g	三棱 12g	白芷 12g
浙贝母（打碎）12g	防风 12g	当归 12g

天花粉 15g　　　　　　陈皮 12g　　火麻仁 10g

炒酸枣仁 12g

10 剂，水煎服，1 日 1 剂，1 日 2 次。

三诊：患者于 2022 年 7 月 18 日复诊。偶有乳房胀痛，而余症皆消。望其舌质淡红苔薄，诊其脉弦。上方去火麻仁、炒酸枣仁。再进 10 剂，以固前效。

药用：

知母 12g　　　　　　连翘 8g　　　金银花 10g

瓜蒌 8g　　　　　　丹参 15g　　　乳香 10g

没药 10g　　　　　　三棱 12g　　　白芷 12g

浙贝母（打碎）12g　　防风 12g　　　当归 12g

天花粉 15g　　　　　　陈皮 12g

10 剂，水煎服，1 日 1 剂，1 日 2 次。

后随诊，乳房胀痛痊愈。

对药评析：本案刘建金银花、连翘、知母三药并用，清热解毒养阴之功大增；瓜蒌、天花粉、浙贝母合用，清热散结效显；丹参、乳香、没药同用，丹参活血凉血力专，乳、没皆为疮家要药，且又为活血化瘀良品，三药伍用，宣散热毒，活血化瘀，流通经络，凉血消痈。诸药合伍，则热毒蠲，痈肿消退，诸症痊愈。

附 张锡纯大事年表

1860 年 2 月 29 日（清咸丰十年，农历二月初八）酉时，张锡纯出生于直隶（今河北）盐山县张边务村西头张氏故宅。

1864 年（4 岁），开始识字，诵《诗》。

1874 年（14 岁），承家学，开始学习中医典籍。

1878 年（18 岁），开始为人诊病疏方。

1881 年（21 岁），一试秋闱不第。

1882 年（22 岁），与原配王氏结婚。

1885 年（25 岁），治愈县内名医束手无策的温病患者，自此医名大噪。

1893 年（33 岁），二试秋闱不第。开始接触西学，萌发了"衷中参西"的思想。

1896 年（36 岁），长子荫潮患外感大热，单用生石膏治愈。

1898 年（38 岁），参加义和团运动。

1900 年（40 岁），支持义和团运动，为躲避清政府迫害，避难于天津宝森书局、大仁村外祖家。

1902 年（42 岁），揽馆于外祖家（今黄骅市大仁村），任私塾教师。

1904 年（44 岁），成为盐山唯一能教授代数与几何的教员。

1905 年（45 岁），初次在沧州开诊行医。

1908 年（48 岁），精研交心肾之功。

1909 年（49 岁），《医学衷中参西录》前三期初稿完成。

1910 年（50 岁），用"吸升呼降"气功法治愈张慎泄泻证、弋文藻寒饮证、丁振翳痰涎郁胸证。

1912 年（52 岁），从军（应德州驻军统领黄华轩邀请任军医正）。

1913 年（53 岁），随军至大名，治愈一灾区的病危孤儿，并收为义子，后助其成家立业、寻亲问祖。

岁月失考，再度于沧州开诊行医（先生于戊午之岁关闭沧州诊所而去奉天）。

1917 年（57 岁），故城县尹袁霖普为《医学衷中参西录》作序，助该书于内务部获著作权，苏明阳等代为呈部注册。

1918 年（58 岁），应奉天税捐局长齐自芸先生介绍，及奉天"天地新学社"诸贤哲之邀，创办奉天立达医院，任院长。中医之有院实肇之于此。《医学衷中参西录》第一期出版，次年春再版。

1919 年（59 岁），在奉天再版《医学衷中参西录》，为第二期。奉天、直隶、山东霍乱流行，拟制"急救回生丹""卫生防疫宝丹"两方公之于世，救人无数。

1923 年（63 岁），因故由奉天返回故里。

1924 年（64 岁），第三次于沧州开诊行医。季春，复建立达医院，名为"沧州立达医院"。自费出版《医学衷中参西录》第三、第四期。

1926 年（66 岁）春，在天津胡公馆任家庭教师。

1927 年（67 岁），在天津创办"中西汇通医社"。

1928 年（68 岁），《医学衷中参西录》第五期出版。

1929 年（69 岁），国民党当局提出废除中医之际，中医界发起反废止运动，全国中药店全面罢工，与南省名医冉雪峰结成南北同盟，张锡纯上书南京政府当局。同年，重订《医学衷中参西录》，前三期合编再版。

1930 年（70 岁），撰文"中西医理相同论"载于《益世报》。

1931 年（71 岁），《医学衷中参西录》第六期出版。

1933 年（73 岁）春，在天津创办四年制"国医函授学校"，开创中国中医函授教育之先河。写就自咏诗，诗云："八旬已近又何求，意匠经营日不休，但愿同胞皆上寿，取云身后有千秋。"

1933 年 9 月 27 日（民国二十二年农历八月初八）酉时（73 岁），卒于天津。中秋节灵柩回籍，葬于盐山县张边务故里。

参考文献

[1] 高元勃. 中医人陈宝贵 [M]. 北京：中医古籍出版社，2015

[2] 寇子祥，陈宝贵，王建斌，等. 张锡纯治疗脾胃病学术思想研究 [J]. 天津中医药大学学报，2011，30（3）：131-133

[3] 柳学洙，陈宝贵，陈慧娟，等. 谈张锡纯先生的学术特点 [J]. 天津中医药大学学报，2012，31（4）：193-197

[4] 寇子祥，陈宝贵，陈慧娟，等. 津门张锡纯中西汇通流派传承脉络及学术思想概略 [J]. 河南中医，2013，33（8）：1241-1243

[5] 刘建. 张锡纯方剂歌括 [M]. 北京：中国中医药出版社，2018

[6] 刘建. 张锡纯对药 [M]. 北京：中国中医药出版社，2018

[7] 刘建. 张锡纯用药新解 [M]. 北京：中国中医药出版社，2018

[8] 刘建. 张锡纯论伤寒 [M]. 北京：中国中医药出版社，2018

[9] 张锡纯. 医学衷中参西录 [M]. 王云凯，李彬之，韩煜重校. 石家庄：河北科学技术出版社，2002

[10] 柳学洙. 医林锥指 [M]. 陈宝贵整理. 北京：中国中医药出版社，2013

[11] 寇子祥. 陈慧娟. 陈宝贵医案选萃 [M]. 北京：中国中医药出版社，2015

[12] 王其飞. 老年脾胃病与张锡纯学术研究 [M]. 北京：中国医药科技出版社，1994

[13] 张玉辉，于峥，杜松. 张锡纯"冲脉理论"探析 [J]. 中国中医基础理论杂志，2015（11）：1361-1362

[14] 杨春华，吕丽. 张锡纯冲脉思想探析 [J]. 吉林中医药，2012(08)：757-

758

[15] 王乐，杜松，赵凯维.张锡纯"调冲"论治不孕症思想探微 [J]. 中国中医基础理论杂志，2016，1：25-34

[16] 寇子祥.温冲汤治妇人虚寒不育 [J]. 中国中医药报，2016 年 12 月 22 日第 4 版：1-2

[17] 吴红彦，徐厚谦.张锡纯"对药"初探 [J]. 甘肃中医，1993（1）：42-43.

[18] 钱虹.张锡纯论治妇科杂病学术思想探析 [J]. 云南中医药杂志，2017，11：102-103.

[19] 李冬华，张武芳.扶正祛瘀中药"理冲汤"治疗子宫肌瘤的疗效观察 [J]. 辽宁中医药杂志，2018，48：1653-1656

[20] 李鲜，胡茜茜.运用理冲汤加减治疗肝纤维化经验 [J]. 中医研究，2017，1：50-52

[21] 张玉峰，叶坤英，韩佳瑞.加味理冲汤治疗非酒精性脂肪肝临床研究 [J]. 中外医疗，2016，33：176-179

[22] 张红旗，李全香.固冲汤加减治疗妇女崩漏 86 例 [J]，世界最新医学信息文摘，2018，87：166

[23] 申小静.加味固冲汤治疗排卵障碍性异常子宫出血的临床价值研究 [J]. 中医药临床杂志，2019，3：582-584

[24] 余次碧，罗倩翊，张美，等.隐白穴艾灸合固冲汤治疗脾虚型崩漏止血的临床观察 [J]. 中国实用医药，2017，28：111-113

[25] 孟庆哲.固冲汤加减治疗无排卵型功血临床分析 [J]. 内蒙古中医药，2017，9：15

[26] 江南.固冲汤治疗脾虚型崩漏的疗效评价 [J]. 中国中医药现代远程教育，

张锡纯中西医汇通学派妇科对药

2018, 9：93-95

[27] 张丽梅．寿胎丸加减治疗早期先兆性流产 50 例 [J]. 中国中医急症，2009
（10）：1699-1700

[28] 李冬花．寿胎丸加味治疗肾虚型先兆流产 34 例临床观察 [J]. 内蒙古中医
药，2014（3）：39-40

[29] 肖世金，赵爱民．复发性流产病因学研究进展 [J]. 中国实用妇科与产
科杂志，2014，30（1）：41-45

[30] 李莹，朱颖．加味寿胎丸治疗青春期功能失调性子宫出血 32 例 [J]. 河
南中医，2014，34（6）：1152

[31] 朱耀，王寅．理冲汤在月经病治疗中的运用 [J]. 江西中医药，2014，
10：3-5

[32] 张季林．周士源教授理冲汤妇科医案举隅 [J]，光明中医，2017，18：
2627-2629

[33] 邹小丽，李冬华．从细胞外基质成分变化研究理冲汤对子宫肌瘤模型大
鼠的影响 [J]. 环球中医药，2018，8：1177-1181

[34] 张珊华，杨锦清．温冲汤治疗黄体功能不全所致不孕症 38 例临床观察 [J].
内蒙古中医药，2011，7：7-8